W0193875

gehört
der Frau

nicht dem Jan

Harald Blonski (Hrsg.)

Risikomanagement in der stationären Altenhilfe

Anforderungen, Methoden, Erfahrungen

schlütersche

Harald Blonski ist Pädagoge (M.A.), Diplom-Sozialpädagoge, Diplom-Psychogerontologe und Auditor für QM-Systeme. Nach langjähriger Leitungserfahrung in der stationären Altenhilfe ist er derzeit hauptsächlich in den Bereichen Schulung, Fort- und Weiterbildung sowie als Organisationsberater und Auditor tätig.

»Die Ablehnung eines Risikos ist für ein Unternehmen das größte Risiko.«

REINHARD MOHN

Bibliografische Information der Deutschen Nationalbibliothek
Die Deutsche Nationalbibliothek verzeichnet diese Publikation
in der Deutschen Nationalbibliografie; detaillierte bibliografische Daten sind im Internet
über http://dnb.ddb.de abrufbar.

ISBN 978-3-89993-334-5 (Print)
ISBN 978-3-8426-8543-7 (PDF)
ISBN 978-3-8426-8544-4 (EPUB)

© 2014 Schlütersche Verlagsgesellschaft mbH & Co. KG,
        Hans-Böckler-Allee 7, 30173 Hannover

Alle Angaben erfolgen ohne jegliche Verpflichtung oder Garantie der Autorin und des Verlages.
Für Änderungen und Fehler, die trotz der sorgfältigen Überprüfung aller Angaben nicht völlig aus-
zuschließen sind, kann keinerlei Verantwortung oder Haftung übernommen werden. Alle Rechte
vorbehalten. Das Werk ist urheberrechtlich geschützt. Jede Verwertung außerhalb der gesetzlich
geregelten Fälle muss vom Verlag schriftlich genehmigt werden. Die im Folgenden verwendeten
Personen- und Berufsbezeichnungen stehen immer gleichwertig für beide Geschlechter, auch wenn
sie nur in einer Form benannt sind. Ein Markenzeichen kann warenrechtlich geschützt sein, ohne
dass dieses besonders gekennzeichnet wurde..

Reihengestaltung: Groothuis, Lohfert, Consorten | glcons.de
Titelbild: Romolo Tavani – 123rf.com
Satz: PER Medien+Marketing GmbH, Braunschweig
Druck und Bindung: Stürtz GmbH, Würzburg

INHALT

Carola Reiner

Stefan Baars

Andreas Elser

8   Risikomanagement – Brandschutz in Pflegeeinrichtungen **120**

Thomas Althammer

9   Datenschutz & Datensicherheit: Risiken erkennen, einschätzen, vermeiden **133**

VORWORT

Mit dem vielbeachteten Buch von Ulrich Beck »Risikogesellschaft. Auf dem Weg in eine andere Moderne« (Frankfurt a. M. 1986), das fast zeitgleich mit der Nuklearkatastrophe von Tschernobyl 1986 veröffentlicht wurde, hat sich der Begriff »Risiko« in unserer Gesellschaft in besonderer Weise eingeprägt. Auch in den Unternehmungen und vor allem in den Gesundheitseinrichtungen hat sich dieser Begriff als wirkungsvoll gezeigt.

Es wurde nicht mehr alleine das Vorantreiben positiver Eigenschaften gefördert, wie zum Beispiel Qualität oder Kundenzufriedenheit. Vielmehr thematisierte man auch das Nicht-gelingen-Können und das Bedrohliche. So erweiterte und differenzierte sich der Risiko-Begriff: Risiko empfand man nicht länger ausschließlich als Bedrohung, sondern auch als Chance oder als Wagnis, das eingegangen werden muss, um positive Wirkungen erzielen zu können. Es wurde nicht nur als eine bedrohliche Masse ohne Einwirkungsmöglichkeit erlebt, sondern mit einer Eintrittswahrscheinlichkeit bewertet, um erkennen zu können, ob das Risiko uns überhaupt und wann mit welcher Wirkung trifft. Zudem wurde durch die Auseinandersetzung mit dem Risikobegriff vielen Menschen bewusst, dass wir dem Risiko nicht entgehen können: Jede Operation, jeder Weg zu Fuß und jede Fahrt mit dem Auto oder mit der Bahn birgt ein »Rest-Risiko«, mit dem wir leben müssen, ob wir das akzeptieren oder nicht. Jetzt war es nicht mehr weit, sich zu überlegen, wie dem Risiko zu begegnen wäre: entweder durch Versicherungen zur Abdeckung von Risiken, durch Vermeidungsstrategien oder letztendlich durch das Managen von Risiken über seine Identifikation, Bewertung, Lenkung und Kontrolle.

Auch die Gesundheitseinrichtungen erkannten die Bedeutung von Risiken und wenden sich seitdem diesem Thema verstärkt zu, sodass das Risiko auf vielfältige Weise erlebt und quasi aufgespalten wurde.

Hier setzt die vorliegende Buchveröffentlichung an, indem die verschiedenen Risiken auf den stationären Altenpflegebereich bezogen werden. In einer weiteren funktionalen Differenzierung werden die Risiken in den einzelnen Beiträgen systematisiert und im Hinblick auf verschiedene Bereiche dargestellt: Arzneimittelversorgung und Arbeitssicherheit, Gesundheits- und Brandschutz, Hauswirtschaft und Datensicherheit. Daneben werden rechtliche Regelungen und Normen als Reglementarien von Risiko behandelt. Wesentlich sind das Lernen aus anderen Risikobereichen und die Überführung solcher Lernprozesse in die Organisation und Struktur einer Institution (High Reliability Organizing). Das Risiko als Kernthema der Altenpflege an sich wird in weiteren Beiträgen thematisiert.

Sämtliche Artikel werden unter dem Aspekt des Managements erarbeitet. Nur durch eine Gestaltung der Begegnung und Auseinandersetzung mit dem Thema »Risiko«, die

in eine Lenkung der Abläufe und der Strukturen der Risikovermeidung oder -bewälti-
gung überführt wird und dabei die Entwicklung von Risikoverläufen integriert, wird
sowohl langfristig als auch im operativen Bereich ein qualifiziertes Risikomanagement
implementiert.

Dem Buch ist deshalb eine breite Leserschaft zu wünschen, damit dem Risiko und
seinem Handling in der stationären Altenpflege eine angemessene Bedeutung zuteil
wird.

Osnabrück, Mai 2014   Prof. Dr. Winfried Zapp

EINLEITUNG

Aktualität und Bedeutung des Risikomanagements für Einrichtungen der Altenpflege

Harald Blonski

So vielfältig die strukturellen Formen und Systemgebilde, die Dienstleistungen und prozessualen Abläufe sowie die Anforderungen unterschiedlicher Anspruchsgruppen an die Altenhilfe sind, so komplex und facettenreich ist die daraus resultierende Risikostruktur. Was konkret seitens der Anbieter und Organisationen im stationären Bereich dieser Branche zu tun ist, welchen risikospezifischen Themen, Aufgaben und Herausforderungen sie sich gegenübersehen, zeigen die fach- und sachspezifischen Beiträge in diesem Buch auf.

Zuvor möchte der Herausgeber grundlegende Aspekte und allgemeine Zusammenhänge im Hinblick auf das Thema Risikomanagement beleuchten und einige Instrumente vorstellen, die seiner Meinung nach bei der praktischen Umsetzung hilfreich und nützlich sein können.

Der Risiko-Begriff und alle aus ihm abgeleiteten bzw. ihn beinhaltenden Derivate und Komposita wie riskant, Risikomanagement oder Risikopotenzial werden gegenwärtig auffällig häufig verwendet.

Dies mag zum einen an der Flut und Dramatik der weltweiten Berichterstattung liegen, die uns tagtäglich mit verheerenden, folgenschweren Katastrophen und Tragödien konfrontiert und die stets mit der Frage verbunden ist, ob und warum die Eintrittswahrscheinlichkeit derartiger Ereignisse nicht im Vorfeld hätte bekannt sein müssen bzw. nicht erkannt oder unterschätzt worden ist.

Es mag zum anderen darin begründet sein, dass eigens für das Risikomanagement entwickelte Rahmenkonzepte, Standards, Normen und Gesetze zu einer in Fachkreisen intensiv und engagiert geführten Debatte über und zur Beschäftigung mit dem Risikomanagement geführt haben. Als Beispiele für Regelwerke, Konzepte und Gesetze seien hier die E DIN ISO 31000:2011, die österreichische ON-Regel 49000, das COSO Enterprise Risk Management Framework (COSO-ERM), die DIN EN 15224, eine QM-Norm für die Gesundheitsversorgung sowie das Gesetz zur Kontrolle und Transparenz im Unternehmensbereich (KonTraG) angeführt.

Aber kommt es denn nicht – so mag man einwenden – einer Dramatisierung und Begriffsverzerrung, zumindest aber einer Bedeutungsverengung gleich, wenn man den

Risiko-Begriff ausschließlich negativ deutet und ihn einseitig mit Aspekten der Bedroh-lichkeit in Verbindung bringt?

Vielleicht ist es eine Frage der eigenen Erfahrungen, die jemand in seinem bisherigen Leben gemacht oder die es ihm »beschert« hat, vielleicht auch eine Frage der Epoche oder Kultur, in die man hineingeboren wurde, die Frage nämlich, ob ein Mensch Risi-ken eher scheut und meidet oder ob sie ihn eher anziehen und er sie regelrecht sucht, weil sie irgendetwas Attraktives für ihn besitzen, sie ihm den »Kick« geben, den er »ein-fach braucht« und die ihn in gewisser Weise vitalisieren. Entdecker wie Roald Amund-sen, Extremsportler wie Reinhold Messner und Hasardeure wie Felix Baumgartner mit seinem waghalsigen Sprung aus 39 km Höhe scheinen Menschen von diesem Schlag zu sein.

Der Slogan »No risk no fun« ist heutzutage in aller Munde, und schließlich: Erfährt und erlebt nicht gerade derjenige, der alles abzusichern bestrebt ist, dem nichts wichti-ger ist als Gewissheit und der sich auf keine Unternehmung »ohne Netz und doppelten Boden« einzulassen wagt, immer wieder Enttäuschungen und »böse Überraschungen«? Wird ihm nicht immer wieder durch die Realität das Faktum vor Augen geführt, dass bei aller Akribie, Genauigkeit und Verliebtheit ins Detail die absolute Beherrschung von Situationen, Prozessen und Vorhaben unter Ausschluss jeglichen Risikos eine fixe Idee, ein absurder Anspruch und ein Ding der Unmöglichkeit ist?

Sehen wir einmal ab von den Minoritäten, die sich, aus Ruhmsucht, Ehrgeiz oder durch blinkende Sponsorenköder verführt ins Abenteuer stürzen und lassen wir – das andere Extrem – auch diejenigen außer acht, die sich aus krankhafter Furcht und Sorge, auf-grund von Zwängen, Traumata oder Erziehungsfehlern einigeln, nahezu handlungs- oder entschlussunfähig werden, weil bei ihren Vorhaben und Handlungen irgendetwas schief gehen oder Unvorhergesehenes passieren könnte. Es scheint ein ganz natürliches Verhalten, ein geradezu anthropologischer Wesenszug zu sein, dass wir unser Umfeld und unser momentanes wie zukünftiges Handeln (mit) zu beherrschen, zu beeinflus-sen, abzusichern und zu steuern ebenso bestrebt sind wie das, worauf wir uns einlassen, was mit uns geschieht und was man mit uns tut oder vorhat.

Wenn wir uns im Alltag Situationen, Herausforderungen und Entscheidungen gegen-übersehen, die für uns schlecht einzuschätzen, nicht ausreichend kalkulierbar oder mit Unsicherheit und Unwägbarkeiten besetzt sind, bezeichnen wir diese häufig als riskant.

Bedingt durch eine ständig zunehmende Komplexität der Bezüge und Netzwerke, in die sowohl der Einzelne als auch Gruppen, Organisationen und sogar Staaten und Natio-nen eingebunden und verstrickt sind, scheint das Risiko im zuvor beschriebenen Sinne nicht nur ein individuelles, sondern ein gesamtgesellschaftliches, um nicht zu sagen ein globales Schicksal zu sein. So betrachtet ist es durchaus berechtigt, dass Ulrich Beck aus soziologischer Perspektive von der gegenwärtigen als einer »Risikogesellschaft« spricht. Er liegt wohl richtig mit seiner Behauptung, dass in einer technisch so hochkomplexen Welt Fehler, die zu Katastrophen führen, unausweichlich seien (»Logik der Risikoproduktion«; Beck 1986).

Des Weiteren darf nicht vergessen werden, dass Risikomanagement im Wirtschaftsleben, in Organisationen und Betrieben keine auf den Einzelfall bezogene und ins persönliche Belieben einzelner gestellte Angelegenheit ist, sondern eine verbindliche, im Falle von KonTraG sogar eine per Gesetz eingeforderte Pflichtaufgabe des/der jeweils Verantwortlichen gegenüber den Kunden und anderen Anspruchsgruppen der Unternehmung. Als Basis erfordert ein gelebtes und erfolgreiches Risikomanagement, wie Kempf und Romeike betonen, »eine entsprechende Unternehmens- bzw. Risikokultur« (Kempf; Romeike 2010: 178).

Schließlich sei in diesem Zusammenhang noch auf eine Anmerkung zur Risikodefinition nach DIN EN 15224, Kapitel 3, Abschnitt 5.15 verwiesen, in der es heißt: »Der Begriff Risiko wird allgemein nur benutzt, wenn zumindest die Möglichkeit negativer Konsequenzen besteht.« (Deutsches Institut für Normung 2012: 17)

Bevor wir uns nun dem eigentlichen Thema des vorliegenden Buches nähern und uns fragen, was es denn mit dem Risikomanagement auf sich hat und was genau dieser Begriff impliziert, sei hier noch ein kurzer Blick auf die Herkunft und Bedeutung des Risiko-Begriffs, auf seine Etymologie und Semantik geworfen.

Im 16. Jahrhundert wurde das Fremdwort Risiko als kaufmännischer Begriff aus dem italienischen *risico*, *risco* entlehnt, dessen weitere Herkunft unsicher ist. Aus dem Italienischen stammt auch das französische Wort *risque* (Gefahr, Wagnis). Aus dem davon abgeleiteten Verb *risquer* wurde im 17. Jahrhundert das deutsche *riskieren* übernommen, im 19. Jahrhundert *riskant* aus dem französischen *risquant* (Duden 2007: 677). Im Englischen ist der Begriff seit 1621 belegt (damals in der Schreibweise *risque*). Die Etymologie des Begriffs Risiko lässt sich möglicherweise bis zum altgriechischen *rhiza* (Wurzel; Klippe) zurückverfolgen. Dieses Wort findet sich zum ersten Mal in Homers Odyssee.

Diese knappe Skizzierung der Ursprünge und Entwicklungspfade des Risiko-Begriffs mögen genügen. Wer tiefer- und weitergehend an seiner Entstehung und Entwicklung interessiert ist, sei auf entsprechende Veröffentlichungen wie die von Jonen (Jonen 2007) verwiesen.

Gegenüber anderen Sparten wie der Luftfahrt oder der Atomindustrie entwickelten sich Interesse an und Einsicht in die Notwendigkeit der Implementierung von systematischem Risikomanagement im klinischen Bereich eher zögerlich.

Dies erscheint verwunderlich, geht es doch gerade in klinischen Kontexten in puncto Risikomanagement um existenziell wichtige Prozesse und Zusammenhänge wie Bewohner- und Patientenschutz/-sicherheit, Verantwortung gegenüber den Mitarbeiterinnen und Mitarbeitern nicht nur in ökonomisch-materieller, sondern auch in sozial-ethischer Hinsicht und last, not least auch um Loyalität und Sicherheit gegenüber (öffentlichen oder privaten) Kapitalgebern bzw. Investoren.

Insbesondere in der stationären Altenpflege entwickelt sich das Risikomanagement einstweilen noch sehr zäh und schleppend. Zwar haben die meisten Verantwortlichen die Notwendigkeit angemessener Regelungen, Vorkehrungen und Prophylaxen erkannt, von der Planung, Umsetzung, Steuerung und ständigen Verbesserung im Sinne eines Risikomanagementsystems kann jedoch nur in seltenen Fällen die Rede sein.

Risikodefinitionen

Nachdem die Begriffe Risiko und Risikomanagement zuvor wiederholt erwähnt wurden, sollen die beiden Termini nunmehr anhand von Definitionen und Analysen genauer bestimmt und untersucht werden. Als Risikodefinitionen seien hier drei Beispiele angeführt, die mit Blick auf den Gesundheits- bzw. Pflegebereich formuliert wurden (siehe dazu auch Zapp 2011: 9):

- Kahla-Witzsch und Hellmann definieren Risiken als ein »geplantes oder ungeplantes unerwünschtes Ereignis, welches möglicherweise eine Organisation, einen Vorgang, einen Prozess oder ein Projekt beeinträchtigen kann. Es wird gewöhnlich als negatives Ereignis bezeichnet.« (Kahla-Witzsch/Hellmann 2005: 13 f.)
- Die zweite Definition stammt von Kämmer und Wipp. Sie lautet: »Unter einem Risiko wird die Möglichkeit des Eintritts eines Schadens mit einer gewissen Wahrscheinlichkeit verstanden. Die Bedeutung eines Risikos bestimmt sich aus dem potenziellen Schadensumfang/der Schadenshöhe und seiner Eintrittswahrscheinlichkeit. Kumulationen von Risiken sind möglich (Treppeneffekt).« (Kämmer/Wipp 2008: 523)
- In der DIN EN 15224 findet man Risiko definiert als »Kombination aus der Wahrscheinlichkeit eines Zwischenfalls und seiner Konsequenzen« (Deutsches Institut für Normung 2012: 17). Ein »*Klinisches Risiko*« liegt gemäß dieser Norm vor, wenn es sich um ein Risiko handelt, das »*negative Auswirkungen auf die Ergebnisse in Bezug auf eine Qualitätsanforderung in der Gesundheitsversorgung haben könnte*« (ebd.).

Von einem Risiko im zuvor definierten Sinne ist einerseits der Begriff »**Beinahe-Unfall**«, zum anderen der Terminus »**unerwünschtes Ereignis**« zu unterscheiden.

- Ein Beinahe-Unfall ist ein/e »*Situation oder Ereignis mit dem Potenzial, einen unerwünschten Zwischenfall zu verursachen, zu dem es jedoch* [wegen/aufgrund] *der fehlenden Möglichkeit nicht kommt oder weil sie/es rechtzeitig verhindert wird*« (ebd.: 14).

- Ein unerwünschtes Ereignis hingegen ist gegeben, wenn es sich um ein/e »*Situation oder Ereignis, das bei einem Patienten einen Schaden hervorgerufen hat*« (ebd.), handelt.

Auf die Möglichkeit einer Risikosystematisierung muss an dieser Stelle leider ebenso verzichtet werden wie auf eine Darstellung unterschiedlicher Risikoarten. Zu diesen beiden Teilaspekten sei auf entsprechende Ausführungen in dem erwähnten Buch von Zapp hingewiesen (siehe dort die Kapitel 3.2 und 3.3, S. 26 ff.).

Der Begriff Risikomanagement

Was den Begriff Risikomanagement anbelangt, sind darunter nach DIN EN 15224 »koordinierte Tätigkeiten zum Leiten und Lenken einer Organisation in Bezug auf das Risiko« (Deutsches Institut für Normung 2012: 17) zu verstehen.

Zu diesem Zweck müssen seitens der Organisation bzw. der in ihr und für sie Verantwortlichen entsprechende übergeordnete Ziele, Strategien sowie eine Politik zum Risikomanagement festgelegt werden.

Folgende Phasen lassen sich – flankiert durch eine Risikopolitik und eine Prozessüberwachung – innerhalb des Metaprozesses »Risikomanagement« von einander abgrenzen:
1. Risikoidentifikation
2. Risikobewertung
3. Risikosteuerung
4. Risikokontrolle (vgl. Abb. 1)

Auf ihre Definitionen wird hier verzichtet und stattdessen …
- auf die bereits erwähnten Normen (ISO 31000, DIN EN 15224 sowie auf ONR 49000) verwiesen, wo entsprechende Erläuterungen zu finden sind und
- eine Grafik präsentiert, welche die oben benannten Phasen in ihrer Abfolge und strukturellen Einbettung in den Gesamtkreislauf des Risikomanagements darstellt.

Zum besseren Verständnis dieses Kreislaufs werden einige der darin benutzten Termini und Werkzeuge nachfolgend kurz erläutert:

Überwälzen: Bei der Risikoüberwälzung wird durch die Einleitung von Präventivmaßnahmen in Form einer Risikoübertragung auf Dritte das eigene Unternehmen vor Risiken abgeschirmt (Bsp.: Abschluss von entsprechenden Versicherungen oder Verlagerung des Geschäftsrisikos auf Vertragspartner). Aus rechtlicher Sicht sind die Möglichkeiten der Risikoüberwälzung begrenzt.

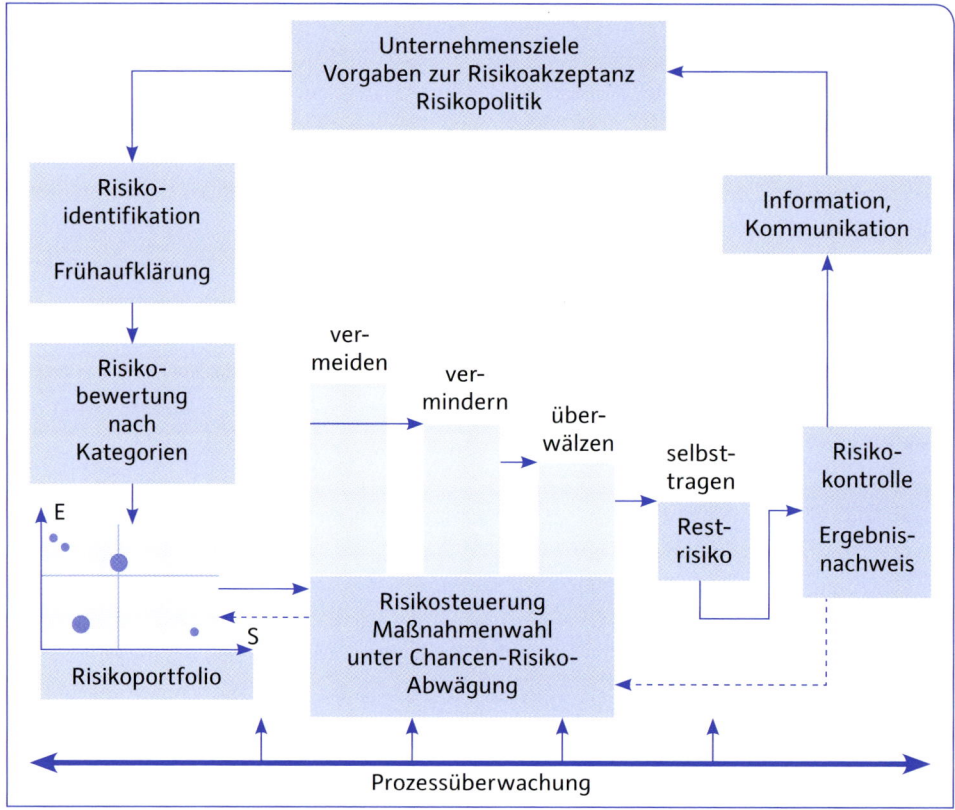

Abb. 1: Risikomanagement-Kreislauf.[1]

Restrisiko: Mit Restrisiko beschreibt man die Gefahren, denen ein System trotz vorhandener Sicherheitssysteme ausgesetzt ist. Das Restrisiko hat einen abschätzbaren sowie einen unbekannten Anteil.

Risikobewertung nach Kategorien: Ein Aspekt für die Risikobewertung nach Kategorien könnte die Eintrittswahrscheinlichkeit oder Wahrscheinlichkeit des Wirksamwerdens der Gefährdung sein. So findet man in der bekannten Risikomatrix nach Nohl die Kategorien sehr gering, gering, mittel und hoch.

Risikoportfolio: Das Risikoportfolio ist ein Werkzeug zur Analyse von Risiken. Die durch eine Einzelperson, Expertengruppe oder durch ein Team bewerteten Risiken lassen sich grafisch – z. B. mittels unterschiedlich großer Kreise wie links unten in Abb. 1 – in einem Portfolio abbilden. Letzteres spannt sich zwischen einer X-Achse und

---

[1]   http://wirtschaftslexikon.gabler.de/Archiv/7669/risikomanagement-v9.html (1. 2. 2014).

einer Y-Achse auf, wodurch z. B. einerseits die Schadenshöhe (= Abszisse) und andererseits die Eintrittswahrscheinlichkeit (= Ordinate) dargestellt werden kann.

Die vierstufige Phasenfolge in Abb. 1 findet man gelegentlich auch um einen Schritt reduziert als Drei-Stufen-Kreislauf abgebildet: Risikoidentifikation, Risikobewertung und Risikosteuerung. Wieder andere Autoren legen ein 5-Phasen-Modell vor und kombinieren das Risikomanagement mit einem Chancenmanagement.

Ohne bereits in der Einleitung ausführlich auf spezielle und detaillierte Aspekte und Fragestellungen des Risikomanagements eingehen zu wollen, seien abschließend an dieser Stelle vier Instrumente kurz erwähnt und vorgestellt, die auch im Risikomanagement stationärer Einrichtungen der Altenpflege zur Anwendung kommen könnten, allerdings seither nur geringe Beachtung fanden bzw. nur vereinzelt zur Anwendung gelangten:
1. Die Risikomatrix nach Nohl
2. Die Fehlermöglichkeits- und -einflussanalyse (FMEA)
3. Das C.I.R.S.-Verfahren
4. Die Risikoanalyse nach der Turtle-Methode

Zu 1. (Risikomatrix nach Nohl): Der Berufsgenossenschaft für Gesundheitsdienst und Wohlfahrtspflege (BGW) zufolge bildet die Risikomatrix nach Nohl, die der Klassifizierung von Gefährdungen dient, in einer spezifizierten Form (siehe Tabelle 1) einen Baustein in der Qualifizierung von Sicherheitsfachkräften.

Tabelle 1: Die Risikomatrix nach Nohl[2]

Wahrscheinlichkeit des Wirksamwerdens der Gefährdung	Mögliche Schadensschwere			
	Leichte Verletzungen oder Erkrankungen	Mittelschwere Verletzungen oder Erkrankungen	Schwere Verletzungen oder Erkrankungen	Möglicher Tod, Katastrophe
sehr gering	1	2	3	4
Gering	2	3	4	5
Mittel	3	4	5	6
Hoch	4	5	6	7

---

[2]   https://www.bgw-online.de/DE/Arbeitssicherheit-Gesundheitsschutz/Qualitaetsmanagement/quintas-Umsetzung/Handlungshilfen/Methoden/Risikomatrix-Nohl.html (1. 2. 2014).

Tabelle 2: Auswertung der Risikomatrix nach Nohl

Maßzahl	Risiko	Beschreibung
1 bis 2	gering	Der Eintritt einer Verletzung oder Erkrankung ist nur wenig wahrscheinlich. Handlungsbedarf zur Risikoreduzierung ist nicht erforderlich.
3 bis 4	signifikant	Der Eintritt einer Verletzung oder Erkrankung ist wahrscheinlich. Handlungsbedarf zur Risikoreduzierung ist angezeigt.
5 bis 7	hoch	Der Eintritt einer Verletzung oder Erkrankung ist sehr wahrscheinlich. Handlungsbedarf zur Risikoreduzierung ist dringend erforderlich.

Zu 2. (FMEA): Nach DIN EN 60812 als Fehlzustandsart- und -auswirkungsanalyse bezeichnet, ist FMEA ein Verfahren, um die Folgen möglicher Fehler durch geeignete Maßnahmen zu reduzieren. Dabei werden die Fehler und Fehlfunktionen sowie deren Auswirkungen auf das zu untersuchende System systematisch bestimmt. Aus den meisten Unternehmen der Luftfahrt- und Automobilindustrie ist die FMEA nicht mehr wegzudenken. Aber auch im Dienstleistungsbereich, insbesondere im Prozess- und Projektmanagement, kommt das Werkzeug immer häufiger zum Einsatz. Haupteinsatzgebiete der FMEA sind die Zuverlässigkeitsanalyse von Neuentwicklungen und Änderungen bei/in sicherheitsrelevanten Systemen – und zwar branchenunabhängig. Ihr präventiver Ansatz soll dabei helfen, Schwachstellen zu identifizieren, deren Bedeutung zu erkennen, zu bewerten und geeignete Maßnahmen zu ihrer Vermeidung bzw. Entdeckung zu ergreifen. Darüber hinaus können aber auch bereits bestehende Produkte und Prozesse den Untersuchungsgegenstand bilden.

Zu 3. (C.I.R.S.): C.I.R.S. wurde als ein Ansatz zur Erhöhung der Patientensicherheit entwickelt. Die zugrunde liegende Idee dabei war, aus Fehlern zu lernen. Das Kürzel C.I.R.S. steht für Critical Incident Reporting System. Gemeint ist damit ein Ansatz bzw. ein Meldesystem zur methodischen Erfassung und Auswertung von kritischen Zwischenfällen. Die Meldung eines solchen Zwischenfalls erfolgt freiwillig und anonym durch alle Mitarbeiter einer Organisation der klinischen Versorgung. Sinn und Zweck von C.I.R.S. ist es, patientenbezogene und andere Risiken über Meldungen von Mitarbeitern zu Beinahe-Unfällen zu reduzieren. Die Registrierung von Beinahe-Fehlern verleiht dem Critical Incident Reporting System seinen präventiven Charakter. Als Frühwarnsystem kann es zu einem sehr wichtigen Bestandteil eines Risikomanagementsystems werden.

Zu 4. (Turtle-Methode): Die sogenannte Turtle- oder Schildkröten-Methode (siehe Abb. 2) ist ein hilfreiches Instrument zur Prozessanalyse. Mittels des schildkrötenförmigen Diagramms stellt man die richtigen Fragen, die für den Kontinuierlichen Verbesserungsprozess (KVP) in Pflegeorganisationen entscheidend sind (siehe Tabelle 3) und die helfen, Prozessrisiken zu identifizieren (z. B. in Zusammenhang mit in den Prozess einfließenden Input-Komponenten oder an den Schnittstellen zwischen den Teilschritten/einzelnen Phasen des Prozesses).

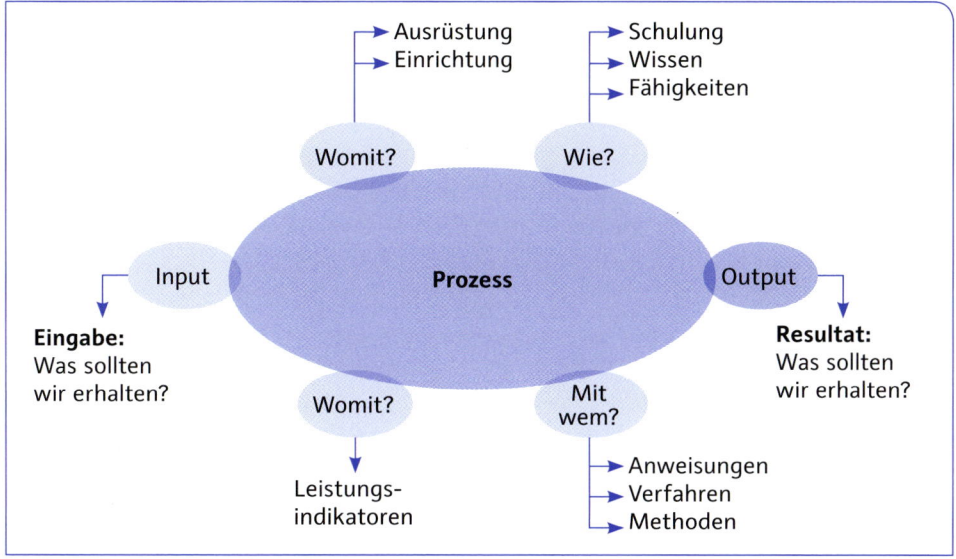

Abb. 2: Der Turtle-Ansatz bildlich dargestellt.

Tabelle 3: Matrix zur Prozessanalyse nach dem Turtle-Modell

Turtle-Bereich	Fragestellung	Betroffene Bereiche
Kopf – Input	Was erwartet der Kunde?	Vertrieb, Marketing
Fuß 1 – Womit?	Welche Ausrüstung, Materialien, Infrastruktur braucht das Unternehmen dafür?	Alle materiellen Ressourcen
Fuß 2 – Womit?	Anhand welcher Methoden/Parameter kann man die Leistungsfähigkeit des Prozesses messen?	Leitung, Controlling
Fuß 3 – Wie?	Besitzt das Unternehmen das erforderliche Know-how?	Wissen: Methoden, Techniken, Verfahrensbeschreibungen
Fuß 4 – Mit wem?	Hat das Unternehmen hinsichtlich des Vorhabens entsprechend kompetente Mitarbeiter?	Personelle Ressourcen
Schwanz – Output	Was bekommt der Kunde?	Dienstleistungen, Produkte, Wertigkeit einer Marke

»Mit Hilfe des Turtle-Modells werden die jeweiligen Risiken in einem Arbeitsgang mit der Prozessanalyse abgefragt. Die Fragen ›Womit‹, ›Wer‹, ›Wie‹, die bereits bei der Prozessanalyse gestellt wurden, finden sich hier wieder.« (TÜV SÜD AG 02/13)

Wichtige Hinweise
Auf drei Dinge möchte der Herausgeber zum Abschluss dieser einleitenden Ausführungen noch hinweisen:

1. Dass die Möglichkeit gegeben ist, das Risikomanagement mit dem Geschäftsprozessmanagement (GPM) oder mit umfassenderen QM-Ansätzen (TQM-Modellen) wie dem EFQM-Excellence-Modell zu verknüpfen bzw. das Risikomanagement in diese Ansätze zu integrieren (siehe dazu Gietl/Lobinger 2006; Guhlmann 2013);
2. dass mit der im Juli 2012 verabschiedeten neuen Norm DIN EN ISO 14971 ein weltweit gültiges Regelwerk für das Risikomanagement im Bereich Medizinprodukte existiert und verfügbar ist;
3. dass aufgrund des sich dramatisch zuspitzenden Personalnotstands die Verantwortlichen in stationären Pflegeorganisationen dringend erwägen sollten, ob es nicht – vor dem Hintergrund gesellschaftlicher Nachhaltigkeitserfordernisse – zur Steuerung des Risikomanagements dringend einer personalwirtschaftlichen Risk Governance im Sinne des Personalrisikomanagements bedarf (Stein 2013).

Wenn weiter oben die gegenwärtig in der stationären Altenpflege noch bestehenden Defizite im Risikomanagement beklagt wurden und in diesem Zusammenhang auf eine fehlende Systematik (u.a. in der Planung, Implementierung und ständigen Verbesserung) hingewiesen wurde, so möchte dieses Buch dabei helfen, diese Lücke zu schließen.

Zunächst geht es nach Ansicht des Herausgebers allerdings darum, für das Thema sensibel zu machen und zu bewirken, dass sich Träger und Organisation, Verantwortliche und Mitarbeiter ihm gegenüber öffnen und sich so im Wachstumssektor Altenpflege ein dringend notwendiges Risikomilieu entwickeln kann.

Zumindest die Dienstleister, die ihr QM-System an den Anforderungen der DIN EN ISO 9001 ausrichten, werden sich aufgrund der für das Jahr 2015 geplanten Großrevision dieser Norm verstärkt mit dem Thema Risikomanagement auseinandersetzen müssen, da es einen inhaltlichen Schwerpunkt in der Neuversion darstellen wird.

Die in diesem Buch aufgezeigten und durch das Autorenteam dargestellten Ansätze, Methoden und Instrumente mögen Praktikern, Führungs- und Leitungspersonen, verantwortlichen Mitarbeiterinnen und Mitarbeitern, Beauftragten in Stabsfunktionen (QMB/QB, RM-Beauftragte etc.), Dozierenden, Studierenden sowie anderen an der Thematik interessierten Zielgruppen Unterstützung dabei bieten und Perspektiven aufzeigen, wie Risikomanagement angemessen, systematisch und nachhaltig umgesetzt werden und gelingen kann.

Im ersten Beitrag zeigt **Stefanie Welters** rechtliche Aspekte im Risikomanagement von Pflegeorganisationen auf. Die Autorin ist Rechtsanwältin, Lehrbeauftragte an der Hamburger Fern-Hochschule HFH und Dozentin an verschiedenen Altenpflege-Fachseminaren sowie Krankenpflegeschulen.

Im Anschluss daran thematisiert **Karla Kämmer** das Risikomanagement aus pflegerischer Sicht, wobei sie – neben allgemeinen Ausführungen – das von ihr entwickelte RiP®-Verfahren näher vorstellt. Die Dipl.-Sozialwissenschaftlerin und Dipl.-Organisationsberaterin ist Inhaberin und Geschäftsführerin der Karla Kämmer Beratungsgesellschaft, Essen. Mit ihrem multiprofessionellen Team bietet sie Dienstleistungen im Gesundheits- und Sozialbereich, insbesondere in der Altenpflege, der Rehabilitation sowie der Gerontopsychiatrie und Behindertenhilfe an.

Welchen Beitrag der Achtsamkeitsansatz nach den HRO-Prinzipien leisten kann und welcher Stellenwert ihm im Risikomanagement beizumessen ist, erläutert **Manfred Borutta**. Der Autor ist freiberuflicher Referent und u. a. Lehrbeauftragter an der Katholischen Hochschule in Köln.

Die Bedeutung und Wichtigkeit von Normen für das Risikomanagement verdeutlicht **Claus Offermann**, stellvertretender Geschäftsführer der Konformitätsbewertungsstelle ZertSozial GmbH, Stuttgart, und erfahrener Fachmann in Sachen QM und QM-Systeme in der Gesundheitsversorgung, anhand der DIN EN 15224:2012 und E DIN ISO 31000:2011.

Den gleichermaßen heiklen wie wichtigen Prozess der Arzneimittelversorgung nimmt **Frank Hanke**, Diplom-Pharmazeut und Geschäftsführer der Gero PharmCare GmbH, »unter die Lupe«.

Risiken in hauswirtschaftlichen Abläufen stationärer Altenhilfeeinrichtungen beleuchtet **Carola Reiner** in ihren Ausführungen. Nach langjähriger Tätigkeit als Hauswirtschafts- und Küchenleitung in der Behinderten- und Altenhilfe sowie im Krankenhaus gründete Reiner die CCR Unternehmensberatung. Sie berät Einrichtungen des Gesundheits- und Sozialwesens in Fragen der Speisen- und Wäscheversorgung, Hausreinigung und Logistik und führt diesbezügliche Fortbildungen durch.

Stefan Baars geht Anforderungen und Fragen der Arbeitssicherheit und des Gesundheitsschutzes nach. Der Facharzt für Arbeitsmedizin ist als Staatlicher Gewerbearzt im Gewerbeärztlichen Dienst des Landes Niedersachsen in Hannover tätig und ist zudem

Mitglied beim »Runden Tisch für betrieblichen Arbeits- und Gesundheitsschutz in der Region Hannover«.

Ihm folgt **Andreas Elser** mit seinem Beitrag zum Brandschutz in stationären Pflegeeinrichtungen. Er behandelt damit einen Risikoaspekt, der allen Verantwortlichen, Trägern und Organisationen nicht selten Kummer und Sorge bereitet. Vor dem Hintergrund langjähriger Erfahrung als Dozent, Ausbilder und freier Sachverständiger ist der Master of Engineering im Bereich des Baulichen Brandschutzes und der Sicherheitstechnik auch in/für Pflegeorganisationen tätig.

Datenschutz und Datensicherheit als ein Themenkomplex, der sich auch im Risikomanagement stationärer Altenhilfe immer stärker in seiner ganzen Brisanz und Relevanz zeigt, gelten schließlich die Ausführungen von **Thomas Althammer** im letzten Beitrag dieses Buches. Der Autor ist Wirtschaftsinformatiker und berät als Inhaber der Althammer IT-Beratung (Burgwedel) zu IT-Strategiefragen, im Bereich IT-Compliance, des Datenschutzes und der Datensicherheit.

Der Herausgeber bedankt sich bei Herrn Prof. Dr. Winfried Zapp für dessen spontane Bereitschaft und Zusage, das Vorwort zu diesem Buch zu schreiben. Prof. Zapp vertritt an der Hochschule Osnabrück die Lehrgebiete Allgemeine Betriebswirtschaftslehre mit dem Schwerpunkt Rechnungswesen, insbesondere Controlling im Gesundheitswesen.

Ein Wort des Dankes sei an dieser Stelle auch an Frau Ulrike Müller-Haarmann gerichtet, die mit großer Geduld, Kompetenz und hohem Engagement das Redigieren der Buchbeiträge übernommen hat.

Zu besonderem Dank verpflichtet ist der Herausgeber schließlich Frau Petra Heyde, Lektorin des Verlags, der dieses Buch veröffentlicht. Sie stand nicht nur in der Anfangsphase des Projekts, sondern über den gesamten Verlauf hinweg allen Beteiligten mit großer Offenheit, Umsicht und Hilfsbereitschaft zur Verfügung.

Literatur

Beck, Ulrich: Risikogesellschaft. Auf dem Weg in eine andere Moderne. Suhrkamp Verlag, Frankfurt a. M. 1986

Deutsches Institut für Normung (Hrsg.): DIN EN 15224 Dienstleistungen in der Gesundheitsversorgung – Qualitätsmanagementsysteme – Anforderungen nach EN ISO 9001:2008; Deutsche Fassung EN 15224:2012. Beuth Verlag GmbH, Berlin 2012

Duden. Das Herkunftswörterbuch. Dudenverlag, Mannheim u. a. [4]2007

Gietl, Gerhard; Lobinger, Werner: Risikomanagement für Geschäftsprozesse. Leitfaden zur Einführung eines Risikomanagementsystems. Hanser Verlag, München, Wien 2006

Guhlmann, Marcel: Das EFQM-Modell für Business Excellence zur nachhaltigen Personalentwicklung. GRIN Verlag, Norderstedt 2013

Jonen, Andreas: Semantische Analyse des Risikobegriffs: Strukturierung der betriebswirtschaftlichen Risikodefinition und literaturempirische Auswertung (Beiträge zur Controlling-Forschung Nr. 11). Lehrstuhl für Unternehmensrechnung und Controlling. Technische Universität Kaiserslautern, Kaiserslautern [2]2007

Kämmer, Karla; Wipp, Michael: Risiken professionell bewältigen. In: Kämmer, Karla (Hrsg.): Pflegemanagement in Altenpflegeeinrichtungen, 5., überarb. Aufl., Schlütersche, Hannover 2008, S. 521–560

Kahla-Witzsch, Heike Anette; Hellmann, Wolfgang: Praxis des Klinischen Risikomanagements. ecomed Medizin, Landsberg/Lech 2005

Kempf, Andreas; Romeike, Frank: Integriertes Risikomanagement in der Carl Zeiss Gruppe. In: Brühwiler, Bruno; Romeike, Frank: Praxisleitfaden Risikomanagement ISO 31000 und ONR 49000 sicher anwenden. Erich Schmidt Verlag GmbH & Co. KG, Berlin 2010, S. 165–185

Stein, Volker (Hrsg.): Risk Governance – die personalwirtschaftliche Sicht. Arbeitspapiere zu Personalmanagement und Organisation, Nr. 004-2013 (12. Juni 2013). Uni Siegen 2013; http://www.wiwi.uni-siegen.de/pmg/veroeffentlichungen/dokumente/ap_004_risk_governance.pdf (1. 12. 2014)

TÜV SÜD AG: MS-Prozessanalyse: 02/13

Zapp, Winfried: Risikomanagement in Stationären Gesundheitsunternehmungen. Grundlagen, Relevanz und Anwendungsbeispiele aus der Praxis. medhochzwei Verlag GmbH, Heidelberg 2011

http://wirtschaftslexikon.gabler.de/Archiv/7669/risikomanagement-v9.html (1. 2. 2014)

https://www.bgw-online.de/DE/Arbeitssicherheit-Gesundheitsschutz/Qualitaetsmanagement/quintas-Umsetzung/Handlungshilfen/Methoden/Risikomatrix-Nohl.html (1. 2. 2014)

1 NEUE GESETZLICHE ANFORDERUNGEN AN EIN FUNKTIONIERENDES RISIKOMANAGEMENT

Stephanie Welters

1.1 Einführung

In den letzten Jahren haben sich die rechtlichen Anforderungen an die Pflege deutlich erhöht. Die Bewohner in Heimen sind erheblich klagewilliger geworden. Aber auch die Krankenkassen wollen ihre Behandlungskosten des versicherten Bewohners ersetzt bekommen. Dadurch haben wir eine große Zahl an Rechtsprechung bei entstandenen Pflegefehlern. Aus diesen daraus folgenden Urteilen haben sich zahlreiche Grundsätze ergeben, die bei der Pflege zu beachten sind. Diese Grundsätze haben sich nun in der Gesetzgebung niedergeschlagen.

1.2 Patientenrechtegesetz

Am 26. 2 2013 ist das Gesetz zur Verbesserung der Rechte von Patientinnen und Patienten (Patientenrechtegesetz) in Kraft getreten. Dabei handelt es sich um ein sogenanntes Änderungsgesetz, weil bereits bestehende Gesetze verändert wurden. Einzelne Paragrafen sind geändert, aufgehoben oder auch neu hinzugefügt worden. Durch das Patientenrechtegesetz wurde insbesondere das Bürgerliche Gesetzbuch (BGB) um Paragrafen ergänzt.

1.2.1 Patient in neuer Rolle

Das Bundesministerium für Gesundheit (BMG) hat das Gesetz mit der Schlagzeile »Patientenrechte stärken« eingeführt. Danach hat sich die Rolle des Patienten gewandelt: vom nur vertrauenden Kranken zum auch selbstbewussten Beitragszahler und kritischen Verbraucher. Durch das Gesetz will die Bundesregierung die Position der Patienten gegenüber den Leistungserbringern stärken (Bundesministerium für Gesundheit 2011: 1 f.). Zwar spricht die Bundesregierung vom Patienten, aber dies lässt sich auch auf den Bewohner eines Altenheimes übertragen, denn dieser erhält auch medizinische Behandlungspflege im Heim und ist damit ebenfalls Patient.

1.2.2   Regelungsinhalt

1.2.2.1   Neue Regelungen

Folgende neue Regelungen sind durch das Patientenrechtegesetz entstanden:

- Behandlungsvertrag als eigener Vertragstyp im BGB;
- schnellere Leistungen von der Krankenkasse für die Versicherten (§ 13 Abs. 3a Sozialgesetzbuch (SGB) V);
- verbindlichere Formulierung der Unterstützung der Versicherten bei Behandlungsfehlern (§ 66 SGB V von »kann« in »soll«);
- Förderung der Fehlervermeidungskultur in der medizinischen Versorgung (§§ 135a, 137 SGB V);
- Stärkung von Patientenorganisationen u. a. durch mehr Beteiligung im Gemeinsamen Bundesausschuss (Änderung der Patientenbeteiligungsverordnung und SGB V);
- Erstellung einer Übersicht über die Patientenrechte und Bereitstellung von Informationen für die Bevölkerung durch den Patientenbeauftragten der Bundesregierung.

1.2.2.2   Wesentliche Änderungen

Besondere Bedeutung hat die Änderung des Bürgerlichen Gesetzbuches für die Pflegeeinrichtungen. Hier wurde der Behandlungsvertrag in den §§ 630a bis 630h BGB eingefügt:

§ 630a BGB Vertragstypische Pflichten beim Behandlungsvertrag

Vom Begriff des Behandlungsvertrages wird laut § 630a BGB nur die medizinische Behandlung umfasst. Damit fallen reine Pflegeleistungen nicht unter diese Vorschrift. Erbringt aber die Pflegeeinrichtung medizinische Behandlungspflege als Leistungserbringer, so sind die Vorschriften der §§ 630a ff. BGB anzuwenden.

Nach § 630a Abs. 2 BGB hat die »Behandlung nach den zum Zeitpunkt der Behandlung bestehenden, allgemein anerkannten fachlichen Standards zu erfolgen«. Für die Pflegeheime ist diese Vorschrift zu übertragen. Wird durch Pflegekräfte eine Behandlungspflege im Heim durchgeführt, so hat sich diese an dem jeweiligen Expertenstandard zu orientieren.

§ 630b BGB Anwendbare Vorschriften

In dieser Vorschrift erfolgt ein Verweis auf die Regelungen des Dienstvertrages in den §§ 61 ff. BGB. Die Regelungen des Behandlungsvertrages sind eine spezielle Form des Dienstvertrages für medizinische Behandlungen. Dadurch haben sie Vorrang vor den Regelungen des Dienstvertrages, solange keine andere vertragliche Vereinbarung vorliegt. In einer Pflegeeinrichtung sind daneben die heimvertraglichen Regelungen des jeweiligen Bundeslandes der Einrichtung zu beachten.

§ 630c BGB Mitwirkung der Vertragsparteien; Informationspflichten

Die Vorschrift geht von einem Vertrauensverhältnis zwischen Behandelnden und Patienten aus, was sich aus der amtlichen Begründung zum Entwurf des Gesetzes ergibt (Deutscher Bundestag 2012: 38 f.). Außerdem wird die Informationspflicht des Behandelnden geregelt. Insoweit trifft diese Pflicht im Pflegeheim die dort behandelnden und verordnenden Ärzte. Weiß der Arzt, dass die Behandlungskosten nicht vollständig durch die Krankenversicherung übernommen werden, muss er die Information in Textform den Bewohnern zur Kenntnis bringen.

§ 630d BGB Einwilligung

Die Einwilligungserfordernis ist nach dieser Vorschrift jetzt Behandlungsvertragspflicht. Somit hat jeder Bewohner in die Behandlung durch den Arzt einzuwilligen. Ist ein Bewohner einwilligungsunfähig, so muss die Einwilligung durch einen hierzu Berechtigten, etwa durch einen Vormund, Betreuer, gesetzlichen Vertreter oder rechtsgeschäftlich Bevollmächtigten eingeholt werden. Hat der Bewohner für den Fall seiner Einwilligungsunfähigkeit eine Patientenverfügung gemäß § 1901a BGB getroffen, so ist diese zu beachten.

§ 630e BGB Aufklärungspflichten

Die Einholung einer Einwilligung erfordert eine ordentliche Aufklärung. § 630e Abs. 2 BGB regelt die formellen Anforderungen; sie muss mündlich und durch eine qualifizierte Person erfolgen. Ergänzende Unterlagen können in Textform dem Patienten ausgehändigt werden. Die Aufklärung muss so erfolgen, dass der Patient eine ausreichende, rechtzeitige und verständliche Entscheidungsgrundlage für seine Einwilligung in den Eingriff hat. Hier spiegelt der Gesetzgeber die bisherige Rechtsprechung zur Aufklärung wider.[3] Dies liegt wiederum im Verantwortungsbereich des behandelnden Arztes im Pflegeheim.

§ 630f BGB Dokumentation der Behandlung

Erstmalig ist eine Dokumentationsverpflichtung in einem Gesetz verankert worden. Zwar ist hier die ärztliche Dokumentation geregelt, diese ist aber analog auf die Pflegedokumentation anzuwenden (Böhme 2013).

Folgende verbindliche Grundsätze ergeben sich daraus für die Pflege:
- Dokumentation im unmittelbaren zeitlichen Zusammenhang mit der Behandlung;
- Patientenakte in Papierform oder elektronisch;
- Änderungen von Eintragungen müssen mit Zeitangabe und ursprünglichem Inhalt erkennbar bleiben;

---

[3] Bundesgerichtshof (BGH) Versicherungsrecht (VersR) 1959, 153; BGH Neue Juristische Wochenschrift (NJW) 1994, 3010; BGH Urteil vom 15. 3. 2005, VI ZR 313/03.

- Aufzeichnung aller für die derzeitigen und künftigen Behandlungen wesentlichen Maßnahmen und Ergebnisse;
- Aufnahme der Arztbriefe in die Patientenakte;
- Aufbewahrungsfrist zehn Jahre, soweit nicht andere Fristen bestehen (z. B. bei zivilrechtlichen Ansprüchen beträgt die Höchstverjährungsfrist gemäß § 199 Abs. 2 BGB 30 Jahre).

§ 630g BGB Einsichtnahme in die Patientenakte

Der Patient hat hiernach das Recht unverzüglich die vollständige Originalpatientenakte einzusehen. Die Einsichtnahme gilt nicht unbegrenzt. Aus »erhebliche(n) therapeutische(n) Gründe(n)« oder aufgrund »sonstige(r) erhebliche(r) Rechte Dritter« kann eine Einsicht verweigert werden. Weiterhin kann eine elektronische Abschrift auf Kosten des Patienten von diesem verlangt werden. Im Fall des Todes des Patienten gehen dessen Rechte auf die Erben bzw. auf die nächsten Angehörigen über, es sei denn, der Patient hat etwas anderes erklärt.

Diese Regelungen kommen nicht unmittelbar, sondern nur analog für die Pflegedokumentation zur Anwendung. Der Freistaat Bayern hat dies zum Anlass genommen und ein besonderes Einsichtsrecht in die Bewohnerdokumentation in Art. 6 Abs. 1 des Pflege- und Wohnqualitätsgesetzes eingeführt und damit unmittelbar die Heime in Bayern gebunden (Böhme 2013: 24; siehe auch Bayerische Staatsregierung 2008).

§ 630h BGB Beweislast bei Haftung für Behandlungs- und Aufklärungsfehler

Mit dieser Vorschrift werden die bisherigen in der Rechtsprechung aufgestellten Grundsätze zur Beweiserleichterung im Arzthaftungsrecht gesetzlich geregelt. Damit ist jedoch keine vollständige Beweislastumkehr eingeführt worden. Die Beweislastumkehr wird in vier Fällen angewendet:

- Vollbeherrschbares Behandlungsrisiko (Abs. 1)
- Dokumentation der Aufklärung und/oder Einwilligung (Abs. 2)
- sonstiges Dokumentationsversagen (Abs. 3)
- fehlende fachliche Befähigung (Abs. 4)

Im Folgenden wird die Regelung wieder analog auf Pflegefehler im Heim angewendet.

1.3   Patientenrechtegesetz und Rechtsprechung

Ein Pflegefehler wird vermutet, wenn sich ein allgemeines Pflegerisiko verwirklicht hat, das für die Pflegekraft voll beherrschbar war und das zur Verletzung des Lebens, des Körpers oder der Gesundheit des Bewohners geführt hat. Liegt die Schadensursache allein im voll beherrschbaren Gefahrenbereich des Heimträgers und kommt der

Bewohner in diesem Bereich zu Schaden, greift zugunsten des Heimbewohners eine Beweiserleichterung (Oberlandesgericht Dresden 1999).

Folgende Voraussetzungen (Hell 2013: 253) müssen dafür gegeben sein:

- Bewohner in einer konkreten Gefahrensituation (z. B. Transfer eines sturzgefährdeten Bewohners);
- Auslösen einer gesteigerten Schutz- bzw. Sicherungspflicht (z. B. beim Transfer eines sturzgefährdeten Patienten);
- Beherrschbarkeit der Gefahrensituation für das Pflegeheim bzw. die Pflegeperson (z. B. Pflegekraft wird zum Zwecke der Sturzvermeidung tätig);
- Schaden eines Bewohners (z. B. stürzt beim Transfer und erleidet einen Oberschenkelhalsbruch o. Ä.).

1.3.1 Beispiele aus der bisherigen Rechtsprechung

Dass bei fehlender Dokumentation oder fehlender fachlicher Qualifikation der Pflegekräfte aufgrund eines Pflegefehlers die Beweislast umgekehrt wird, ist weithin bekannt. Unsicherheiten treten in der Regel beim vollbeherrschbaren Risiko auf. Anhand von Gerichtsurteilen werden nun die Grundsätze zum vollbeherrschbaren Risiko in der Pflege erläutert und nachvollzogen.

1.3.1.1 Fall zum vollbeherrschbaren Risiko

Praxisbeispiel

Sturz beim begleiteten Toilettengang (nach einem Urteil des LG Heilbronn vom 29. 07. 2009 – 1 O 195/08)

Der 80 Jahre alte Bewohner Walter H. befand sich wegen einer Demenzerkrankung vollstationär in einem Altenpflegeheim. Aufgrund der demenziellen Erkrankung sowie weiterer Erkrankungen war er körperlich und geistig in einem schlechten Gesundheitszustand. Herr H. benötigte beim Aufstehen Beaufsichtigung, Teilnahme und Anleitung und beim Gehen Beaufsichtigung und Anleitung. Am 29. 11. 2005 stürzte Herr H. im Heim anlässlich eines Toilettengangs. Der genaue Hergang und die Umstände des Sturzes sind ungeklärt. Herr H. wurde bei diesem Gang von der ungelernten Hilfskraft Frau R., die seit drei Monaten ihr freiwilliges soziales Jahr im Pflegeheim absolvierte, begleitet. Ein Rollstuhl oder Gehhilfen wurden nicht eingesetzt. Durch den Sturz erlitt Herr H. eine Prellung sowie eine Fraktur des Schambeins. Er musste 21 Tage stationär im Krankenhaus behandelt werden.

▸▸

> Anmerkung: Nach den Eintragungen in den täglich aktualisierten Pflegeberichten war es im gleichen Jahr bereits wiederholt zu Stürzen gekommen. Aus diesen Berichten ergibt sich auch, dass Herr H. beim Gehen stark eingeschränkt war und Hilfe durch das Pflegepersonal brauchte. Zur Bewältigung größerer Strecken wurde ein Rollstuhl eingesetzt. Zur Erhaltung der Mobilität sollte er zu Fuß zur Toilette gehen und wurde dabei je nach Tagesform von ein oder zwei Kräften begleitet.

Hat Herr H. einen Anspruch auf Schadensersatz in Höhe von 5.172,66 Euro für die Krankenhauskosten, Krankentransport und Anwaltskosten gegen das Pflegeheim?

Lösung:

Fraglich ist, ob der Sturz im voll beherrschbaren Risikobereich des Pflegeheims lag. Voraussetzung ist nach der ständigen Rechtsprechung des Bundesgerichtshofs, dass das Pflegeheim seine Obhutspflichten verletzt hat. Dem Heimträger obliegen Obhutspflichten zum Schutz der körperlichen Unversehrtheit der ihm anvertrauten Heimbewohner sowohl aus dem geschlossenen Heimvertrag als auch aus dem Heimgesetz, deren schuldhafte Verletzung zu Schadensersatzansprüchen führen kann. Bei einem akut sturzgefährdeten Heimbewohner muss das Pflegeheim dem besonderen Sturzrisiko in einer der Situation angepassten Weise nach allgemein anerkanntem Stand medizinisch-pflegerischer Erkenntnisse durch entsprechende sturzprophylaktische Maßnahmen Rechnung tragen. Ob dies geschehen war, muss durch Überprüfung der oben genannten Voraussetzungen festgestellt werden.

Bewohner in einer konkreten Gefahrensituation:

Vorliegend ist es so, dass Herr H. bei einer als konkrete Pflegemaßnahme anzusehenden Verrichtung zu Schaden gekommen ist, nämlich bei einem beaufsichtigten und begleiteten Gang zur Toilette bzw. von der Toilette zurück, bei welcher aufgrund der bestehenden Sturzgefahr auch nach Ansicht des Heimträgers die Begleitung und Beaufsichtigung durch das Heimpersonal zur Sturzvermeidung erforderlich war.

Auslösen einer gesteigerten Schutz- bzw. Sicherungspflicht:

Aus den Eintragungen in den Pflegeberichten des Heimes ergibt sich, dass Herr H. erheblich sturzgefährdet war. Er ist in den Wochen vor dem Sturz mindestens zweimal zu Fall gekommen. Es ist weiter dokumentiert, dass er an vielen Tagen erheblich gangunsicher war, im Rollstuhl fahren musste und teilweise zur Stützung und Gefahrvermeidung von zwei Pflegekräften begleitet wurde. Dies alles zeigt, dass Herr H. bei allen Verrichtungen, zu denen er sich fortbewegen musste, der Hilfe und Unterstützung des Pflegepersonals bedurfte und zur Vermeidung eines Sturzes entsprechende Maßnahmen zwingend erforderlich waren.

Beherrschbarkeit der Gefahrensituation für das Pflegeheim bzw. Pflegepersonal:
Die Annahme eines Schadens im Bereich des voll beherrschbaren Risikos wird von der Rechtsprechung auch bei den sogenannten Anfängereingriffen bejaht. Vorliegend ist unstreitig, dass Frau R. keine ausgebildete Pflegekraft war und jedenfalls in der Anfangszeit ihrer Tätigkeit der ständigen Begleitung und Beaufsichtigung durch das Fachpersonal bedurfte. Mit dem Einsatz dieser ungelernten Kraft bei einem akut sturz-gefährdeten Bewohner, bei welchem zur Vermeidung eines Sturzes beim Toilettengang die Beaufsichtigung durch eine insbesondere im Umgang mit sturzgefährdeten Patien-ten erfahrene Pflegekraft erforderlich ist, hat die Beklagte jedenfalls ein ihr zurechen-bares Risiko gesetzt, das eine entsprechende Beweislastumkehr rechtfertigt. Das Pfle-geheim kann den ihr obliegenden Entlastungsbeweis, dass im vorliegenden Fall trotz der Verwirklichung eines Schadens im von ihr voll beherrschbaren Risikobereich kein objektiv pflichtwidriger und ihr vorwerfbarer Pflegefehler vorlag, nicht führen.

Schaden eines Bewohners:
Herr H. erlitt eine Prellung und einen Bruch, die den Krankentransport und Kranken-hausbehandlungskosten zur Folge hatten. Eine anwaltliche Vertretung war erforderlich.

Ergebnis:
Herr H. hat Anspruch auf Schadensersatz in Höhe von 5.172,66 Euro für Krankenhaus-kosten, Krankentransport und Anwaltskosten gegen das Pflegeheim.

Erleidet ein Bewohner einen Schaden bei der Durchführung einer pflegerischen Maß-nahme, so muss grundsätzlich der geschädigte Bewohner seine Voraussetzungen des Schadensersatzanspruches darlegen und beweisen, d. h. er muss dem Heim einen Pfle-gefehler nachweisen. Liegt aber ein grober Pflegefehler vor, kann sich die Beweislast umkehren. Durch § 630h BGB ist nun ausdrücklich geregelt, dass bei Vorliegen eines groben Behandlungsfehlers, der grundsätzlich geeignet ist, eine Verletzung des Lebens, des Körpers oder der Gesundheit der tatsächlich eingetretenen Art herbeizuführen, vermutet wird, dass der Behandlungsfehler für diese Verletzung ursächlich war. Diesen Beweis muss das Heim entkräften. Damit ist durch das Patientenrechtegesetz keine generelle Beweislastumkehr eingeführt worden, aber die Rechtsprechung hat nun Ein-gang in das Gesetz gefunden und ist damit verbindlich für diese Fälle festgeschrieben.

Im obigen Fall wurde das Pflegeheim auf Zahlung von Schadensersatz verklagt. Aber auch das Pflegepersonal kann in Verantwortung genommen werden. Hier hat die Hilfs-kraft Frau R. eine Tätigkeit übernommen, für die sie nicht ausgebildet war und des-halb nicht beherrscht hat. Darin ist ein Übernahmeverschulden der Hilfskraft selbst zu sehen.

Im Fall hat tatsächlich die Krankenkasse des Herrn H. gegen das Pflegeheim geklagt. Denkbar wäre auch eine Klage des Herrn H. selbst gegen das Heim auf Zahlung von Schmerzensgeld gewesen.

Damit ist sowohl für die Mitarbeiter als auch für den Heimträger selbst ein funktionierendes Risikomanagement von zentraler Bedeutung zur Entlastung in einem Haftungsprozess oder zu dessen gänzlicher Vermeidung. Dies zeigt auch im Folgenden der im Jahr 2005 vom BGH entschiedene Fall.

1.3.1.2   Fall zur Grenze des vollbeherrschbaren Risikos

Praxisbeispiel

Stürze aus dem Bett bei Ablehnung von Bettgittern (nach einem Urteil des BGH vom 14. 7. 2005. In: NJW 2005, 2613 f.)

Die 85 Jahre alte Rentnerin Frau M. lebte seit vier Jahren in einem Pflegeheim und war der Pflegestufe II zugeordnet. Bereits ein Jahr vor Beginn des Heimaufenthalts war sie dreimal gestürzt und hatte dabei einmal eine Trümmerfraktur des linken Schultergelenks erlitten. Neben ihrem Bett befand sich eine Klingel, die sie auch regelmäßig bediente, wenn sie Hilfe benötigte. Sie war jedoch bemüht, manche Dinge – wie etwa den Toilettengang – völlig selbstständig zu erledigen. Das häufig geäußerte Angebot, zu ihrer Sicherheit während der Nacht das Bettgitter hochzuziehen, lehnte sie ab. Um die Gefahr des Stürzens zu reduzieren, wurde ein Toilettenstuhl an das Bett von Frau M. gestellt und im Bad das Licht angelassen. Dennoch kam es zweimal im Januar und einmal im Februar zu Stürzen, die jedoch ohne schwerwiegende Folgen blieben. Bei einem vierten Sturz im März erlitt sie unter anderem Frakturen des Halswirbelkörpers C1/C2 mit Lähmung aller vier Extremitäten. Nach drei Monaten verstarb sie.

Hat Frau M. bzw. haben die Erben einen Anspruch auf Schadensersatz in Höhe von 86.067,04 € für die Behandlungskosten gegen das Heim?

Bewohner in einer konkreten Gefahrensituation:

Frau M. war akut sturzgefährdet. Das aktuelle Sturzrisiko ergab sich aus den vorhergehenden drei Stürzen im selben Jahr.

Auslösen einer gesteigerten Schutz- bzw. Sicherungspflicht:

Allein aus der Häufung dieser Vorfälle, die sich alle im Zimmer der Geschädigten zur Nachtzeit ereigneten – wahrscheinlich, weil die Geschädigte die Toilette aufsuchen wollte –, folgte ein besonderes Sturzrisiko, dem das Heim in einer der Situation angepassten Weise nach allgemein anerkanntem Stand medizinisch-pflegerischer Erkenntnisse Rechnung zu tragen hatte.

Beherrschbarkeit der Gefahrensituation für das Pflegeheim bzw. Pflegeperson:

Von der Einschätzung der geistig-seelischen Situation Frau Ms. hängt nun weitgehend die Frage ab, in welcher Weise mögliche Maßnahmen mit ihr zu besprechen waren. Soweit Frau M. trotz ihres hohen Alters zeitlich, örtlich und situativ in der Regel orientiert war, konnte und durfte sie nicht gegen ihren Willen fixiert werden. Auch war, soweit sie geistig in der Lage war, die Folgen ihres Verhaltens einzuschätzen, ihre Ablehnung eines Bettgitters zu respektieren. Soweit sie allerdings nicht mehr geistig klar die Folgen ihres Verhaltens abschätzen konnte, wäre zu prüfen gewesen, ob eine Betreuung erforderlich gewesen wäre.

Ergebnis:

Das Pflegeheim ist nicht schadensersatzpflichtig. Es hat trotz Vorliegens einer akuten Sturzgefährdung keine Sorgfaltspflicht verletzt. Die von Frau M. im Vollbesitz ihrer geistigen Kräfte getroffene Entscheidung, kein Bettgitter anzubringen zu lassen, war zu respektieren.

1.3.2   Auswirkungen auf die Praxis

Aus der Rechtsprechung und der daraus resultierenden Gesetzgebung ergeben sich für ein Heim vier Vorteile:

1. Grundsätzlich bleibt es bei der Beweislast, dass der Bewohner bzw. seine Krankenversicherung die Beweise für die objektive Pflichtverletzung des Heimträgers erbringen muss.
2. Der Pflege wird ein weiterer Beurteilungsspielraum z. B. bei der Beurteilung des Sturzrisikos eingeräumt. Solange die Entscheidung für oder gegen eine Pflegemaßnahme abwägend und vertretbar ist, wird das Gericht keine Pflichtwidrigkeit annehmen.
3. Wird gewissenhaft der Entscheidungsprozess dokumentiert, ist dies ein Indiz für eine gewissenhafte Pflege.
4. Die Selbstbestimmung des Bewohners nimmt in allen Sturzurteilen eine zentrale Rolle ein und sollte damit deutlich aus der Dokumentation der Pflege ersichtlich sein, um eine Haftung des Heimes zu begrenzen.

1.4   Neue gesetzliche Regelung zur Zwangsbehandlung

Die zivilrechtliche Unterbringung gemäß § 1906 BGB regelt zwei Bereiche:
- Unterbringung in einer geschlossenen Einrichtung oder Abteilung
- Unterbringungsähnliche Maßnahmen wie Bettgitter, Gurte, Sedierung usw.

Neu geregelt sind der Bereich der Unterbringung und die darin erforderliche Zwangsbehandlung. **Nur diese ist Inhalt der weiteren Ausführungen.**

1.4.1 Überblick

Die geschlossene Unterbringung gemäß § 1906 Abs. 1 BGB eines Bewohners ist nur zulässig, wenn sie zum Wohl des Betreuten erforderlich ist, weil …
- die Gefahr einer erheblichen gesundheitlichen Selbstgefährdung oder Selbsttötung besteht oder
- zur Abwendung eines drohenden erheblichen gesundheitlichen Schadens eine notwendige Untersuchung, Heilbehandlung oder ärztlicher Eingriff nicht durchgeführt werden kann.

Bei der **Heilbehandlung** eines Bewohners unter Betreuung ist Folgendes zu berücksichtigen: Die Rechtswirksamkeit der Einwilligung ist zu prüfen.

Der **Patient kann einwilligen,** wenn er die nötige Einsicht und Steuerungsfähigkeit besitzt, d.h. die Folgen und Tragweite des Eingriffs zu erkennen und seinen Willen hiernach zu äußern vermag. Hat eine betreute Person diese Fähigkeit, dann kann nur sie selbst, nicht der Betreuer, die Einwilligung erklären oder verweigern.

Der **Betreuer hat die Einwilligung zu erklären**, wenn …
- sein Aufgabenkreis die Heilbehandlung umfasst und
- die betreute Person einwilligungsunfähig ist.

Der Betreuer ist dann über die Risiken, Nebenwirkungen und Behandlungsalternativen genauso zu informieren wie der Patient.

Der **Betreuer benötigt die betreuungsgerichtliche Genehmigung**, …
- wenn begründete Gefahr besteht, dass der Patient stirbt oder
- einen schweren länger andauernden Gesundheitsschaden zu erleiden droht oder
- wenn es um den Abbruch lebenserhaltende Maßnahmen geht.

Eine **Genehmigung bei Einvernehmen zwischen Arzt und Betreuer** darüber, dass die Maßnahme der Patientenverfügung entspricht, ist **nicht erforderlich**.

Nach dem Bundesverfassungsgericht hat auch der nicht einwilligungsfähige Betreute ein Recht auf »Freiheit zur Krankheit«.[4] Damit ist eine ambulante Zwangsbehandlung

---

[4] Bundesverfassungsgericht, Beschluss vom 23. 3. 1998 – 2 BvR 2270/96 vgl. Bundesverfassungsgerichtsentscheidung 70, 297 [308].

oder auch Zwangspflege nicht erlaubt (Dogedde/Zimmermann 2011: Rnd. 245; Siefarth 2013: 1024). Eine stationäre Zwangsbehandlung eines untergebrachten Patienten ist in § 1906 Abs. 3 BGB neu geregelt.

1.4.2   Neuregelung

Seit dem 18. 2. 2013 hat das BGB zur ärztlichen Zwangsmaßnahme eine Neuregelung erfahren. Ist ein Bewohner einwilligungsfähig, darf gegen seinen Willen keine Zwangsbehandlung durchgeführt werden. Widerspricht der einwilligungsfähige Patient der Zwangsmaßnahme, so ist gemäß § 1906 Abs. 3 BGB vom Betreuer oder Bevollmächtigten neuerdings vor seiner Einwilligung Folgendes zu beachten:

Die psychische Krankheit oder Behinderung verhindert die Einsicht in die Notwendigkeit der Maßnahme:
- Es muss zuvor der Versuch unternommen werden, den Patienten von der Notwendigkeit zu überzeugen.
- Die Zwangsmaßnahme muss erforderlich sein, um einen erheblichen gesundheitlichen Schaden abzuwenden.
- Es darf keine andere zumutbare Maßnahme geben.
- Der zu erwartende Nutzen der Zwangsmaßnahme überwiegt deutlich die zu erwartende Beeinträchtigung.

Die Einwilligung des Betreuers oder Bevollmächtigten in die Unterbringung bedarf der Genehmigung des Betreuungsgerichts.

1.4.3   Auswirkungen auf die Praxis

Bei allen Zwangsmaßnahmen ist im Risikomanagement besonders auf die Einsichtsfähigkeit des Bewohners zu achten. Fehlt diese, so ist der gesetzliche Vertreter zuständig und es ist seine Einwilligung zu erwirken. Dann ist nach dem neu im Gesetz vorgegebenen Verfahren vorzugehen und zu dokumentieren (Weber 2012: 628).

Im Rahmen des Verfahrens muss die Genehmigung der Zwangsbehandlung gesondert beantragt werden. Im Beschluss des Betreuungsgerichts müssen gemäß § 323 Abs. 2 FamFG[5] die Angaben zur Durchführung und Dokumentation der Maßnahme in der Verantwortung eines Arztes gemacht werden.

---

[5]   Gesetz über das Verfahren in Familiensachen und in den Angelegenheiten der freiwilligen Gerichtsbarkeit.

Eine ärztliche Zwangsmaßnahme muss immer mit einem Betreuer oder einem Bevollmächtigten erfolgen. Fehlt ein gesetzlicher Vertreter, muss ein Betreuer vom Betreuungsgericht bestellt werden.

Die Neuregelungen beziehen sich nur auf die Zwangsbehandlung in geschlossenen Heimen oder in Pflegeeinrichtungen mit geschlossenen Abteilungen. Eine Zwangsbehandlung bei einem ambulant betreuten Patienten oder einem Bewohner im Heim scheidet weiterhin aus (Siefarth 2013: 1025).

1.5   Fazit

Die wichtigste Erkenntnis ist, dass man nicht alle Grundsätze der Rechtsprechung sowie die Gesetze in einer Pflegesituation kennen kann. Dennoch muss die Pflegekraft immer in der Lage sein, ihr Handeln fachlich zu begründen und entsprechend dokumentieren. Ein gutes Risikomanagement in der stationären Altenhilfe ist damit auch rechtlich eine gute Absicherung in einem möglichen Haftungsprozess.

Literatur

Bayerische Staatsregierung: Gesetz zur Regelung der Pflege-, Betreuungs- und Wohnqualität im Alter und bei Behinderung (Pflege- und Wohnqualitätsgesetz – PfleWoqG). Vom 8. Juli 2008, zuletzt geändert 22. 5. 2013; http://www.gesetze-bayern.de/jportal/portal/page/bsbayprod.psml?showdoccase=1&doc.id=jlr-PflWoQualGBY2008rahmen&doc.part=X (1. 2. 2014)

Böhme, Hans: Das Patientenrechtegesetz und seine Auswirkungen für Pflegeeinrichtungen. In: Pflege-& Krankenhausrecht 1/2013, S. 21–26

Bundesministerium für Gesundheit: Die Patientenrechte stärken. In: GB Gesundheitspolitische Informationen Nr. 2/2011, S. 1 f.; http://www.bmg.bund.de/fileadmin/dateien/Publikationen/GP/2011_02_Gesundheitspolitische_Informationen.pdf (1. 2. 2014)

Deutscher Bundestag. 17. Wahlperiode. Drucksache (BT-Drs.) 17/10488. 15. 8. 2012: Entwurf eines Gesetzes zur Verbesserung der Rechte von Patientinnen und Patienten, S. 38 f.

Dodegge, Georg; Zimmermann, Walter: PsychKG NRW. Gesetz über Hilfen und Schutzmaßnahmen bei psychiatrischen Krankheiten. Boorberg, Stuttgart [3]2011

Gesetz über das Verfahren in Familiensachen und in den Angelegenheiten der freiwilligen Gerichtsbarkeit; http://www.gesetze-im-internet.de/famfg/ (1. 2. 2014)

Gesetz zur Verbesserung der Rechte von Patientinnen und Patienten. In: Bundesgesetzblatt Jg. 2013 Teil I, Nr. 9. Bonn 2013

Hell, Walter: Alles Wissenswerte über Staat, Bürger, Recht. Staatsbürger- und Gesetzeskunde. Thieme, Stuttgart, New York [7]2013

Oberlandesgericht Dresden, Urteil vom 21. 7. 1999 – 6 U 882/99; http://www.judicialis.de/Oberlandesgericht%20Dresden_6-U-882-99_Urteil_21.07.1999.html (1. 2. 2014)

Siefarth, Thorsten: Unterbringung und freiheitsentziehende Maßnahmen: Was ist zu beachten? In: Die Schwester – Der Pfleger 10/2013, S.1022–1026

Sozialgesetzbuch (SGB). Fünftes Buch (V). Gesetzliche Krankenversicherung; http://www.sozialgesetzbuch-sgb.de/sgbv/1.html (1. 2. 2014)

Weber, Martina: Richter stärken Grundrecht auf körperliche Unversehrtheit. Entscheidung des Bundesverfassungsgerichts zur Zwangsbehandlung. In: Pflegezeitschrift 10/2012, S. 626–687

2 PFLEGERISCHES RISIKOMANAGEMENT

Karla Kämmer

Risikomanagement ist systematisches Organisationshandeln. Es zielt darauf ab …
- risikogeneigte Situationen zu erkennen und zu vermeiden sowie
- Risiken zu minimieren bzw. in ihren Auswirkungen zu begrenzen.

Dieses Kapitel konzentriert sich auf die Vorbeugung und Bewältigung von Risiken, die sich aus der Hilfe- und Pflegebedürftigkeit von Senioren in der stationären Altenpflege ergeben.

2.1 Risikopotenziale (er)kennen

Die Erfahrungen in der Altenhilfe zeigen, dass strukturiertes Risikomanagement wesentlich zur Bewohnersicherheit beiträgt. Es beinhaltet eine gedankliche Vorwegnahme auch unwahrscheinlicher Risikosituationen und beeinflusst die damit verbundenen Gefahren positiv. Risikomanagement in einer Einrichtung der Altenhilfe betrifft insbesondere die Bereiche Bewohner, Personal und Organisation.

2.1.1 Risiken der Bewohner

Die Bewohnerstruktur in den stationären Pflegeeinrichtungen setzt sich in verstärktem Maße aus mehrfach und chronisch erkrankten Bewohnern zusammen. Die Komplexität und Schwere des Hilfebedarfs und die damit verbundenen gesundheitlichen Risiken haben sich in den letzten zehn Jahren kontinuierlich erhöht. Zusätzlich leiden über die Hälfte der Senioren an einer Demenz, was die Risikodichte nochmals steigert.

Grundsätzlich unterscheiden wir **allgemeine Risiken** und **spezielle Risiken**. Dabei stellt die erste Gruppe Risiken dar, die bei der Kundengruppe gehäuft auftreten. Die speziellen Risiken leiten sich aus speziellen Gesundheitssituationen relevanter Kundengruppen ab und sind auf dieser Basis zu definieren.

2.1.1.1 Allgemeine Risiken
Hier gilt der Leitsatz: Beantworten Sie allgemeine Risiken mit allgemeinen Maßnahmen, d. h. mit Maßnahmen, die für die gesamte Kundengruppe sinnvoll sind!

Beispielsweise ist bei den meisten Senioren die Anpassung ihrer Sehfähigkeit an wechselnde Lichtverhältnisse eingeschränkt. Die Räume und Flure einer Alteneinrichtung sollten deshalb möglichst gleichmäßig und hell ausgeleuchtet sein. Oder: Viele ältere

Menschen trinken zu wenig, deshalb halten die Einrichtungen ein vielfältiges Getränke-angebot zur freien Verfügung bereit.

2.1.1.2   Spezielle Risiken

Hier gilt der Leitsatz: Begegnen Sie speziellen Risiken mit speziellen Maßnahmen, die den Bedarf dieser Kundengruppe optimal angepasst berücksichtigen!

Zu den speziellen Risiken in der Pflege zählen diejenigen, die in den **Nationalen Expertenstandards** des Deutschen Netzwerks zur Qualitätsentwicklung in der Pflege (DNQP) beschrieben sind. Sie treffen risikobegrenzende und gesundheitsfördernde Aussagen zu relevanten Pflegesituationen unter Berücksichtigung des aktuellen Wissens aus Pflegewissenschaft und Pflegepraxis. Es handelt sich um monodisziplinäre und evidenzbasierte Standards, die ein innerhalb der Pflege professionell abgestimmtes Leistungsniveau darstellen. Sie beschreiben konzertierte Strategien, die zwischen Erstellern, Praktikern und Fachöffentlichkeit in einem speziellen, transparenten Prozedere ausgehandelt und in der Praxisanwendung getestet wurden.

Derzeit liegen Expertenstandards (siehe DNQP) zu folgenden Themenbereichen vor:
- Dekubitusprophylaxe in der Pflege
- Entlassungsmanagement in der Pflege
- Schmerzmanagement in der Pflege bei akuten Schmerzen
- Schmerzmanagement in der Pflege bei chronischen Schmerzen
- Sturzprophylaxe in der Pflege
- Förderung der Harnkontinenz in der Pflege
- Pflege von Menschen mit chronischen Wunden
- Ernährungsmanagement in der Pflege

Bei der Umsetzung der Expertenstandards empfiehlt sich folgendes Vorgehen:
- Beachten Sie die Anforderungen aus der MDK-Prüfanleitung und setzen Sie sie in der Pflegeprozessplanung und -dokumentation um.
- Setzen Sie das im Expertenstandard beschriebene Wissen über geeignete Maßnahmen aus dem Qualitätsmanagement und das Vorgehen (z. B. Qualitätszirkel, Sensibilisierung, Training, Coaching und Beratung) Schritt für Schritt in die Praxis um. Hierbei spielt auch die Beratung der pflegebedürftigen Personen und ihrer Angehörigen eine zentrale Rolle.
- Lösen Sie veraltete und kontraindizierte Pflegeroutinen ab.
- Überwachen Sie kontinuierlich die erfolgreiche Umsetzung der Standardinhalte. Geeignete Maßnahmen sind z. B. Pflegevisiten, Dokumentationsüberprüfungen und Fallbesprechungen.

2.1.2 Risiken in den Bereichen Personal und Organisation

Der zunehmende Fachkräftemangel zeigt deutliche Auswirkungen, zwingt zum Umdenken und zur Anpassung der Personal- und Organisationsstrukturen. Die Arbeitssituation des Pflegepersonals ist von hoher Arbeitsbelastung, teils -überlastung, geprägt. Wir sprechen hier von …

- physischen Belastungen durch unterschiedliche muskuläre Aktivitäten (z. B. Laufen langer/vieler Wege, Heben, Drehen und Tragen von Personen);
- physikalischen und chemischen Belastungen (Hitze, üble Gerüche, Lärm);
- psychosozialen Belastungen der Arbeitswelt (z. B. Arbeiten in prekären Netzwerkkonstellationen: Todesnähe, belastete Angehörige, existenzielle Krisen).

Die Personalsituation hat mittlerweile – insbesondere bei steigenden krankheitsbedingten Ausfällen und abnehmender Arbeitszufriedenheit – schwerwiegende Auswirkungen auf die tägliche Führungsarbeit und auf die Attraktivität der Arbeitsplätze. Wächst die Arbeitsunzufriedenheit, verdichtet sich die Gefahrenlage zusätzlich, da Risikopotenziale von Bewohnern und Personal aufeinandertreffen. Das führt zu vielfältigen Wechselwirkungen.

Wichtig

Alle Maßnahmen, die die Gesundheit, Resilienz und das Mitunternehmertum Ihrer Mitarbeitenden stützen, fördern eine positive Risikobilanz.

Eine große Rolle für die Zufriedenheit mit der Arbeitssituation des Pflegepersonals spielt die Überschaubarkeit der Verantwortungsbereiche und die Möglichkeit, einen persönlichen und kontinuierlichen Kontakt zu den Senioren zu pflegen. Hier ist das Pflegesystem/Pflegeprinzip von hoher Bedeutung.

2.2 Den Umgang mit den wichtigsten praktischen Pflegerisiken systematisieren

Das im Folgenden dargestellte Modell des RiP®-Managementsystems[6] zeigt exemplarisch, wie ein Risikomanagementsystem in Bezug auf die Risiken der Bewohner aufgebaut ist. Das bedeutet nicht, dass ein systematisches Bearbeiten der Pflegerisiken zwingend darüber zu erfolgen hat. Es ist selbstverständlich möglich, sich primär an den Expertenstandards und den in den externen Prüfungen relevanten Aspekten

---

[6] RiP® = Risikopotenzialanalyse.

auszurichten und die Planung der risikobehafteten Pflegeprozesse ohne Strukturierungshilfen allein auf Basis der Literatur vorzunehmen. Komplexität, Zeit- und Kostenaufwand lassen es aber ratsam erscheinen, ein systematisch aufgebautes, etabliertes und bewährtes Managementsystem zu nutzen.

2.2.1   Personbezogene Risiken erheben, analysieren, steuern

RiP® umfasst sowohl körperliche als auch psychosoziale/gerontopsychiatrische Risiken und bietet über eine standardisierte Beschreibung die Möglichkeit, sie effizient zu erheben. Es gibt Hilfen zur Beschreibung von Risiken, Zielen und Prozessschritten. Das Verfahren sieht eine Stufung der Hilfebedarfe vor, zu denen Maßnahmen empfohlen werden. Aus diesen kann die Pflegefachperson gezielt diejenigen auswählen, die dem von ihr ermittelten Hilfebedarf beim Pflegekunden optimal entsprechen. Aus dieser Mischung von Maßnahmenvorschlägen und individueller Planungsunterstützung entsteht ein planerisches Herangehen, das Differenziertheit in der Pflegeprozesssteuerung unterstützt und gleichzeitig in der konkreten Pflegesituation hilft, die Komplexität für die einzelne Pflegefachperson zu reduzieren. Ein integriertes umfassendes Literaturverzeichnis zu den Risiken erleichtert die Entscheidungsfindung.

Das Erstellen der Pflegeplanung in risikobehafteten Pflegesituationen wird durch Beobachtungsmerkmale und Beschreibungen von typischen Pflegerisiken im positiven Sinne standardisiert und professionalisiert. Durch das frühzeitige Erkennen, Bewerten und Steuern der individuellen Risiken beim Pflegekunden kann nicht nur für die Mitarbeiter eine sichere, einheitliche und transparente Handlungsbasis geschaffen werden. Die unterstützungsbedürftige Person profitiert von einer Pflegeprozessplanung, die ihre Risiken voll im Blick hat, sie minimiert bzw. vermeidet und systematisch dementsprechend handelt. Ziel des RiP®-Managementsystems ist es, dass alle Mitarbeitenden in Pflege und Begleitung ein möglichst einheitliches Verständnis vom Hilfebedarf der pflegebedürftigen Person haben, die Risiken nach den gleichen Kriterien ermitteln sowie auf der Basis eines gemeinsamen, generellen Handlungsplans transparent und vergleichbar handeln. Die hilfebedürftige Person kann aufgrund der hinterlegten Systematik sicher sein, dass ihr persönliches Risikopotenzial innerhalb der geleisteten Pflege immer wieder durch regelmäßige Evaluation neu reflektiert und ggf. angeglichen wird.

Für das Pflegecontrolling entstehen durch die RiP® auswertbare Daten, die als Kennzahlen genommen werden und sich als Ausgangspunkte/Indikatoren für das nutzerbezogene Pflegecontrolling (mittels unterschiedlicher Pflegevisiten, Dokumentationsanalysen, Pflegebegleitung und Fallbesprechungen) bewährt haben.

Für das planerische Arbeiten der Pflegedienstleitung (PDL) wurde den Risikosituationen eine ABC-Klassifikation in Hinblick auf die externen Prüfungen hinterlegt, mit der das effektive und effiziente Handeln der PDL im Pflegecontrolling unterstützt wird.

Durch die korrekte Anwendung des RiP®-Managementsystems kann davon ausgegangen werden, dass der Kunde in seinen persönlichen Risiken gut versorgt ist und dadurch schnellstmöglich ein erhöhtes Maß an Lebensqualität wiedererlangen kann. Das hat in diesem Zusammenhang auch ganz konkrete Auswirkungen auf die Pflegesituation. Wird ein Risiko von Anfang an kompetent analysiert, sinnvoll in der Pflege berücksichtigt und dokumentiert, können eventuelle Komplikationen vermieden werden bzw. treten erst gar nicht auf.

Praxisbeispiel

Eine Person, die in erhöhtem Maße sturzgefährdet ist, kann in folgender Weise mit der Risikopotenzialanalyse optimal unterstützt werden: Die RiP® zeigt auf Basis der Expertenstandards auf, welche Risiken es gibt und welche Maßnahmen prioritär in der konkreten Pflegesituation – mit all ihren Facetten – ergriffen werden sollten, um das Risiko zu minimieren. Konkret kann das eine Änderung des Schuhwerks sein, das Anbringen von Haltegriffen oder einfach nur das Organisieren eines Rollators.

RiP® ist in viele EDV-Systeme als wählbares Steuerungstool integriert; Risiken können auf diese Weise vernetzt mit dem Pflegeprozess per Mausklick evaluiert werden. Das bietet einen großen Vorteil für die PDL, die auf dieser Basis einen guten Überblick über die Risikosituationen und den Umgang damit in der gesamten Einrichtung erhält.

Die Dienste und Einrichtungen profitieren von der Erkennung von Häufigkeiten der einzelnen Risiken. Es kann sehr genau angezeigt werden, wie viele Patienten akut gefährdet sind. Besonders wichtig ist das bei den Themen Dekubitalgeschwüre, Harnkontinenz, Schmerzen und Sturzgefährdung. Es lässt sich zum einen sehr genau erkennen, welche Patienten ein hohes Risiko haben, und zum anderen, welche Risiken dabei am häufigsten sind. Dadurch kann man die geeigneten Maßnahmen, z.B. Pflegevisiten zur Qualitätssicherung der Pflege, sehr genau steuern und wirtschaftlich planen.

2.3 Mit lebensweltlicher Organisation Risiken vorbeugen

Lebensweltliche Pflege ermöglicht mehr Spielräume in der Versorgung der Bewohner und der Struktur des Dienstes als eine funktionsorientierte.

Funktionale Pflege beinhaltet eine Arbeitsorganisation nach dem Teilungsprinzip. Hierbei werden Strukturen industrieller Fertigung auf die Pflege übertragen, indem pflegerische Funktionen aufgeteilt werden.

Personzentrierte, lebensweltliche Pflege beinhaltet eine Arbeitsteilung, die auf die Person des Bewohners ausgerichtet ist und den Anforderungen der Organisation nach Effizienz und Effektivität Rechnung trägt (im Sinne von beziehungsbasierter Pflege und ressourcenorientierter Organisation). Sie berücksichtigt insbesondere die verantwortliche Zuordnung von Pflegenden zu Bewohnern. Die einzelnen pflegerischen, therapeutischen und sozialen Angebote werden dabei zusammenhängend und aufeinander abgestimmt verrichtet.

Lebensweltliche Pflege wirkt darauf hin, durch geeignete Führung, Organisation und Hilfsmittel ein Höchstmaß an Lebensqualität für die Bewohner mit einem Maß an Beanspruchung für die Mitarbeitenden zu verknüpfen, das Arbeitszufriedenheit und Gesundheit fördert.

In diesem Rahmen kommt es darauf an, ein bedarfsgerechtes, motivierendes und sicheres Verfahren anzuwenden, das Beziehungskontinuität, Alltag, fachliche Beobachtung und direkte Pflegeleistungen auf hohem Niveau im Zusammenspiel von Fachpflegepersonen und Assistenten absichert. Die geringen Ressourcen an Fachpersonal sollen hierbei gezielt eingesetzt werden für …
- Pflegediagnostik, Planung und Evaluation von Pflegeprozessen und -leistung sowie
- für gefahrengeneigte Tätigkeiten und Leistungen der Arztassistenz (Behandlungspflege).

Außerdem soll das neue Modell der Interdisziplinarität der Pflege alter Menschen Rechnung tragen, indem es alle Professionen im Sinne des Klienten verknüpft.

Mit dem im Jahr 2011 von Mary Koloroutis veröffentlichten Modell der **Beziehungsbasierten Pflege** (RBC = Relationship Based Care) liegt eine intelligente Kombinationsmöglichkeit von Anforderungen, Ressourcen und Rahmenbedingungen vor. Diese Kombination stellt eine Differenzierung des personorientierten Pflegesystems in sinnvoller arbeitsteiliger Kooperation zwischen Pflegefachpersonen und Pflegeassistenten dar.

Um den erhöhten Leistungsbedarf in differenzierter Pflegefachlichkeit, wie z. B. in dem komplexen Gebiet der Wundversorgung, in Ernährungsfragen, in der Palliativ-Begleitung, der Auswahl und Anwendung von individuellen Hilfsmitteln etc. auf sicherem Niveau und mit vertretbarem Zeitaufwand gerecht zu werden, wird es immer wichtiger, **Partnerschaften** einzugehen, d. h. fachgerichtet mit kompetenten Partnern (z. B. mit niedergelassenen Wundtherapeuten, Ernährungsberatern, Hospizgruppen) in und außerhalb der eigenen Organisation zu kooperieren.

2.4 Ein spezielles Risikomanagement für alle fachlichen, organisatorischen und monetären Risiken aufbauen

Immer bedeutsamer wird der Aufbau eines speziellen Risikomanagementsystems innerhalb von Qualitätsmanagement und betriebswirtschaftlicher Steuerung, das alle fachlichen, organisatorischen und monetären Risiken zusammenfasst und bearbeitet. Seine Inhalte:

1. Kontinuierlich werden alle Unternehmensbereiche hinsichtlich bestehender Risiken überprüft.
2. Das sogenannte Risikoinventar (die Liste aller Risiken) wird regelmäßig angepasst bzw. jährlich ergänzt.
3. Alle Bereiche der Einrichtung werden eingebunden; Aufgaben und Zuständigkeiten sind geregelt.
4. Die Leistungen erfolgen koordiniert, ausgehend von einem gemeinsamen Risiko-verständnis.
5. Das Risikomanagement muss der Unternehmensphilosophie, dem Leitbild und dem Konzept entsprechen (Beispiel: Lebensweltkonzept).
6. Jährlich wird ein Risikobericht im Rahmen des Qualitätsberichts erstellt, der neben der Darstellung der wesentlichen Risiken insbesondere auf die Veränderungen der Risiken eingeht.
7. Es werden die bereichsspezifischen Risikoindikatoren definiert, mit deren Hilfe bestandsgefährdende Risiken rechtzeitig erkannt werden können. Die Koordination des Risikomanagements erfolgt durch den Risikomanager.

Wichtig ist die kontinuierliche Überwachung der Entwicklung der Risiken durch ein internes Überwachungssystem, Controlling und Frühwarnsystem (auch in Zusammenarbeit mit externen Partnern, z. B. Fachberatung):

- Vergleich der realen Risikosituationen der Einrichtung/des Dienstes mit den Vorgaben der Risikoleitlinien
- Regelmäßige (jährliche) Überprüfung
- Vollständigkeit der Risikoidentifikation
- Logik, Sach- und Fachgerechtigkeit der Risikoanalyse
- Richtigkeit der Risikobewertung
- Angemessenheit der Risikosteuerung

2.5 Pflegecontrolling als Rahmen des pflegerischen Risikomanagements

Jede PDL hat Qualität, Sicherheit und Wirtschaftlichkeit der erbrachten Leistungen kontinuierlich zu überwachen und zu optimieren. Hierzu werden Daten, Aussagen und Zahlen erarbeitet, an denen die Praxis gemessen werden kann.

2.5.1 Struktur des Pflegecontrollings (Basis: Marker-Umbrella-Modell[7])

Tabelle 2.1: Was Pflegecontrolling beinhaltet (weitere Erläuterungen siehe im Anschluss an die Tabelle)

1. Konzept- und Standardentwicklung	Reflexion der entsprechenden Steuerungsprozesse, insbesondere ... • den Grad der Umsetzung der Expertenstandards • den Grad der Umsetzung externer Qualitätsanforderungen
2. Vorausschauende Steuerung der Pflegeorganisationsprozesse	Reflexion, etwa bezüglich ... • der Wahrnehmung der Fachaufsicht • der Wahrnehmung der dezentralen bewohnerbezogenen Steuerung (Beziehungsbasierte Pflege/Primary Nursing)
3. Bestätigung Kompetenz und Leistung	Reflexion durch beispielsweise ... • die systematische Beobachtung der Mitarbeiter (Basis z.B. Mitunternehmertum n. Wunderer) • Zielvereinbarungs- bzw. Mitarbeiterjahresgespräche • Kollegiale Teamberatung
4. Bildungs- und Entwicklungsplanung	Reflexion: • Ziel- und bedarfsorientiert, z.B. durch die Auswertung der Daten aus Risikoerhebungen • Erhebung des Bildungsbedarfs
5. Auditierung Prozesse und Leistung	Reflexion durch beispielsweise ... • Pflegevisiten • Pflegebegleitung • Fachliche Supervision
6. Prozessbegleitende Verbesserung	Reflexion durch beispielsweise ... • Auswertung und Anpassung der tagesgenauen Planung von Alltag und Ablauf (z.B. Plantafel/stationäre Tourenplanung) • Coaching von Schlüsselpersonen

---

[7] Von Carolyn Smith Marker 1987 dargestellter Ansatz der Qualitätsentwicklung im Pflegebereich; siehe dazu: Roes et al. 2000.

7. Pflegerisiko-management	Reflexion im Hinblick auf kritische Abweichungen, möglichst auf Basis von Kennzahlen aus: • Pflegecontrolling, z.B. mittels RiP®-Managementsystem • Beschwerdemanagement • Zufriedenheitsanalyse • Belegungsentwicklung • Fluktuationsrate • Krankenstand/Personalausfälle • Hygienerisiken • Reparaturen und Material

zu 1. Konzept- und Standardentwicklung

In diesem Bereich des Pflegecontrollings geht es um die Reflexion zu den vorhandenen/erforderlichen Konzepten und Standards auf der Basis der Zukunfts- und Qualitätsanforderungen.

zu 2. Vorausschauende Steuerung der Pflege(organisations)prozesse durch die PDL

Eine systematische Fachaufsicht hilft nicht nur zuverlässig, Schwachstellen aufzudecken, sondern auch Potenziale zu finden. Die Beschreibung der Aufgaben der Fachaufsicht sollte sich auf die zentralen Prozesse der kundenbezogenen Dienstleistung beziehen. Diese Prozesse sollte die PDL vorher festlegen und einmal jährlich zusammen mit den anderen Fachverantwortlichen aktualisieren.

Erstellen Sie eine Verantwortungsmatrix, die verdeutlicht, wer außer Ihnen selbst für welche Funktionen im Pflegebereich Fachaufsicht durchführt. Dies kennzeichnen Sie, indem Sie in mit V (= Verantwortung), D (= Durchführung) sowie M (= Mitwirkung) gekennzeichneten Spalten die entsprechende Funktion eintragen.

Eine solche Zusammenstellung in Form von Fachaufsichtstabellen weist Ihre systematischen qualitätssichernden und risikobegrenzenden Maßnahmen nach. Auf dieser Basis können Sie auch mit Ihren Mitarbeitenden fundiert und überzeugend über Anforderungen und Erwartungen sprechen, Verbindlichkeit und Sicherheit herstellen.

In diesen Zusammenhang passt auch das Controlling in puncto bereichsbezogene Ausfall- und Fluktuationsrate. Ergreifen Sie gegebenenfalls geeignete weiterführende Steuerungsmaßnahmen.

In Zusammenarbeit mit den Wohnbereichsleitungen sind die einzelnen Pflegefachkräfte in ihrer Funktion der dezentralen bewohnerbezogenen Steuerung (z.B. als Primäre Pflegefachkraft in der tagesgenauen Steuerung und als Bezugspflegefachkraft) zu unterstützen und regelmäßig zu überprüfen.

zu 3. Bestätigung von Kompetenz und Leistung

Prozesse rund um Kompetenz, Leistungsvermögen und -verhalten haben im Pflegecontrolling zentrale Bedeutung. Im Zuge der Personalentwicklung werden Mitarbeitende – bezogen auf ihre Aufgaben und Anforderungsprofile – systematisch ausgewählt, durch Coaching begleitet und regelmäßig durch Mitarbeitergespräche unterstützt.

zu 4. Bildungs- und Entwicklungsplanung

Ein wirksames Begrenzen pflegerischer Risiken ist möglich, wenn es gelingt, möglichst viele Mitarbeitende durch eine gedeihliche Unternehmenskultur und Strategien der Förderung und des Empowerments zum Mitwissen, Mitdenken, Mithandeln und Mitentscheiden zu befähigen.

zu 5. Auditierung Prozesse und Leistung

Mit Bereichsleitungen sollten Sie als PDL mindestens einmal jährlich Zielvereinbarungsgespräche führen, in denen Sie auf sachlicher Basis – möglichst über Kennzahlen – die erbrachte Leistungsqualität, den Grad der Zielerreichung und die wirtschaftliche Situation des Bereichs zur Sprache bringen, Rückmeldung geben und weiterführende Vereinbarungen treffen.

Gliedern Sie das Gespräch in folgende Abschnitte:
- Umgang mit Risiken
- Bewohnerbezogene Ergebnisse
- Mitarbeiterbezogene Ergebnisse
- Betriebswirtschaftliche Ergebnisse

zu 6. Prozessbegleitende Verbesserung

Es bietet sich an, die erarbeiteten Strukturen in Controlling und Fachaufsicht systematisch durch Ablaufpläne zu steuern; dies hilft vor allem den Bereichsleitungen, den Überblick zu behalten.

zu 7. Pflegerisikomanagement

Im Rahmen der systematischen, immer wiederkehrenden Reflexionen zu den Kennzahlen und den potenziellen Risikosituationen aus den aufgeführten Bereichen werden Maßnahmen entwickelt und umgesetzt, beispielsweise:
- Strategien zur Verbesserung der Kunden-/Mitarbeiterzufriedenheit;
- Umsetzung eines konsequenten Belegungsmanagements;
- Maßnahmen zur Verbesserung des wirtschaftlichen Umgangs mit Material.

In diesem Bereich greift sowohl wirtschaftliches als auch fachliches Management konsequent auf die Informationen aus dem Risikomanagement zurück.

2.5.2   Die Vorteile des Pflegecontrollings

Zur wirksamen Bewältigung von Risiken gehört es, dass Sie sich regelmäßig und in angemessener Weise ein Bild von der Qualität aller kundenbezogenen Dienstleistungen machen und entsprechend reagieren. Ein effizientes Pflegecontrolling bietet Ihnen viele Vorteile:

- Sie haben die Umsetzung Ihrer Konzepte und die Entwicklung der fachbezogenen Leistung gut im Blick und treiben sie kontinuierlich voran.
- Sie setzen die Expertenstandards zeitnah und sicher um.
- Sie realisieren erfolgreich externe Qualitätsvorgaben und -prüfungen.
- Sie kennen das Wissen und Können sowie das Leistungsverhalten Ihrer Mitarbeitenden.
- Sie kennen Bildungs-, Entwicklungsstand und -bedarf Ihrer Teams.
- Sie steuern zuverlässig die zentralen Prozesse.
- Sie wissen über Auditierungen vielfältiger Art, wie die Situation bei den Nutzern aussieht.
- Sie setzen Instrumente zur Verbesserung der Dienstleistung nachhaltig um.
- Sie wissen frühzeitig, wo Prozesse aus dem Ruder laufen.

2.6   Was hat Risikomanagement mit Ressourcenmanagement zu tun?

Das solide Wissen über Risikomanagement ist ein strategisch wichtiger Punkt – nicht nur bezogen auf die Arbeitsabläufe und Bewohner, sondern insbesondere in Hinblick auf das Personal (Weick/Sutcliffe 2010: 17).

Vor dem Hintergrund der deutlicher werdenden Überforderungssituation der Fachkräfte ergeben sich kritische Fragen:

- Stellt die Konzentration der gesamten Verantwortung für Erfassung, Konzeptionierung, Umsetzung und Evaluation des Pflegeprozesses auf eine dreijährig qualifizierte Person nicht für viele eine Überforderung dar?
- Ist der Anspruch an einen einzelnen Menschen, einen anderen »umfassend« wahrzunehmen, wirklich einzulösen?
- Ist die Kompetenzstruktur der Fachpersonen in der Altenpflege so gestaltet, dass jede Pflegefachperson in der Lage ist, den heutigen hoch komplexen Anforderungen in Versorgung, Planung und Dokumentation so gerecht zu werden, dass ausreichend Finanz- und Prüfsicherheit gegeben ist?

Wir sollten uns von der Vorstellung verabschieden, dass jede Pflegefachperson allen Herausforderungen an ein modernes Pflegesystem gewachsen ist. In allen Einrichtungen der Altenhilfe gibt es mittlerweile differenziertes Expertenwissen. Leider wird es häufig nicht ausreichend genutzt. Hoch qualifizierte Mitarbeitende erleben vielfach, dass ihre spezifischen Kompetenzen nicht gefragt sind. Das führt nicht selten zu Frustration und reduzierter Wirksamkeit. Hier liegt ein Risikopotenzial, auf das das Management in seinem Führungs- und Organisationshandeln reagieren muss. Es lohnt sich, einen Blick auf die Organisationsprinzipien von HROs (High Reliability Organizations – hoch risikosensible Organisationen) zu werfen. Respekt vor Expertenwissen steht hier zum Beispiel an prominenter Stelle, d.h., dass vorhandener Sachverstand von allen Mitarbeitern abgefragt und genutzt wird. Entscheidungen und Kompetenzen werden jeweils den Menschen übertragen, die im speziellen Fachgebiet über das höchste Wissen verfügen, Experten werden auf lange Sicht klar und sicher eingebunden, indem ihre Motivation und Identifikation gefördert, gestützt und erhalten wird.

Für Ihr Führungs- und Organisationshandeln bedeutet das: Setzen Sie Ihre Spitzenleute in die Verantwortung und nutzen Sie bei den anderen Mitarbeitenden deren individuelle Stärken, ohne sie zu überfordern. So profitiert Ihr Unternehmen optimal.

Literatur

DNQP: Übersicht über die aktuellen Veröffentlichungen des DNQP: http://www.wiso. hs-osnabrueck.de/38421.html (1. 2. 2014)

Koloroutis, Mary (Hrsg.); Mischo-Kelling, Maria (Hrsg. deutschsprachige Ausgabe): Beziehungsbasierte Pflege. Ein Modell zur Veränderung der Pflegepraxis. Huber Verlag, Bern 2011

Roes, Martina; Francois-Kettner, Hedi; Schmälzle, Gertrud: MUM. Ein Qualitätsprogramm zum Anfassen. Monitoring, Evaluation, Management der Qualität. Huber Verlag, Bern 2000

Weick, Karl E.; Sutcliffe, Kathleen M.: Das Unerwartete managen. Wie Unternehmen aus Extremsituationen lernen. Schäffer-Poeschel Verlag, Stuttgart [2]2010

Manfred Borutta

3 HOHE ZUVERLÄSSIGKEIT – RISIKOMANAGEMENT IN DER PFLEGE NACH DEM ACHTSAMKEITSANSATZ DER HRO-PRINZIPIEN

3.1 Pflegemängel als Nicht-Erfüllung gesellschaftlicher Erwartungen

Pflegemängel lassen sich – wenn überhaupt – nur sehr bedingt durch eine weitere Verdichtung von Prüfszenarien beheben. Aus einer systemtheoretischen Perspektive laufen Veränderungen nur über Selbständerung. Das heißt, ein soziales System wie eine Pflegeeinrichtung oder ein Pflegedienst bedarf zwar beizeiten entsprechender Irritationen von außen, damit intern Veränderungen anlaufen können. Ob diese dann aber zeitstabil sind und die Strukturen der Einrichtung so verändern, dass hieraus neue Erwartungen an das Handlungspotenzial des Personals erwachsen, das bleibt abzuwarten. Nicht selten führen die durch den Medizinischen Dienst der Krankenversicherungen (MDK) oder der Heimaufsichtsbehörden initiierten Irritationen in Form von Auflagen etc. zu sogenannten Als-ob-Spielchen (Ortmann 2004) in den Einrichtungen: Man erfüllt dann für die Prüfinstanzen auf der Ebene der Formalstrukturen beobachtbar die gesetzten Auflagen (meist ohne die Frage nach ihrer fachlichen Sinnhaftigkeit weiter zu erörtern) und behält parallel hierzu auf den (tieferliegenden) Ebenen der Organisationskultur und der kognitiven Routinen (die u. a. der Herstellung und Verarbeitung von entscheidungsrelevantem Wissen dienen) das alt vertraute Regelwerk bei. Der MDK bekommt dann die »Vorführküche« zu sehen, während die »Betriebskantine« weiter ihre bekannten Menüs produziert.

Die zeitstabile Wirkungsmächtigkeit externer Prüfinterventionen scheitert somit nicht selten an der organisationalen Wirklichkeit von Pflegeeinrichtungen und der – mehr oder weniger ausgeprägten – Cleverness ihres Leitungspersonals im Umgang mit den an sie herangetragenen Erwartungen. Dies wirkt sich dann auf existenzielle Themen aus, zu deren gesellschaftlicher Bearbeitung Pflegeeinrichtungen ihre Zuständigkeit reklamieren: Pflegebedürftigkeit, Demenz und die Sterbebegleitung alter, multimorbider Menschen. Pflegemängel entstehen immer dort, wo sich die für die Bearbeitung dieser existenziellen Aufgabe als gesellschaftlich zuständig erklärende Pflegeorganisation in der operativen Umsetzung der Erwartungen von Politik, Recht, Gesundheitswesen, Familien etc. in Form eines organisationalen Regelwerkes als insuffizient erweist.

Waren Pflegemängel bis vor wenigen Jahren primär ein beliebtes Thema der Boulevardpresse, zeigen heute mehr und mehr auch pflegewissenschaftliche Studien eine zum Teil ernüchternde Entwicklung in den Bemühungen der letzten Jahre zur Behebung pflegerischer Defizite (Medizinischer Dienst des Spitzenverbandes Bund der Krankenkassen e. V. 2012; Roth 2007).

3.2   Die totale Mobilmachung im QM:[8] »Stochern im Nebel« statt Vertragskonformität

Entgegen den politischen Heilserwartungen mit ihren euphemistischen Schlagworten des Verbraucherschutzes und der Qualitätssicherung und einer dadurch begründeten Taktverdichtung von Prüfungen haben auch weiterhin zahlreiche Pflegeeinrichtungen mit nicht unerheblichen Pflegemängeln zu kämpfen. Es scheint, als hätten staatlich vorgegebene Maßnahmen (MDK-Qualitätsprüfungen, Pflegetransparenzvereinbarung stationär – PTVS – etc.) diese Kritikfelder nicht beeinflussen können, so wie auch die zahlreichen staatsfreien Qualitätsschimären (wie DIN EN ISO, TQM, EFQM etc.) hier keine nennenswerten Veränderungen bewirken konnten. Das in den vergangenen zwei Jahrzehnten ewig wiederkehrende »Mehr-desselben« (noch mehr Prüfungen, noch mehr Auflagen …) scheint wenig zielführend zu sein, wenn es darum gehen soll (und dies ist ja das bekundete Ziel solcher Interventionen), die Qualität in der Pflege alter, multimorbider Menschen zu verbessern.

Das Problem ersterer (der staatlich gewollten Qualitätsprüfungen) ist ihre hinreichend bekannte mangelnde Prüfbreite und Prüftiefe. Das Problem von DIN EN ISO u. a. ist hingegen noch relevanter: Sie werden in der Regel mit hohem Ressourcenaufwand in Top-down-Verfahren an den relevanten kernpflegerischen Bereichen kostenintensiv vorbei implementiert. Sie »(stellen) häufig eher Marketing-Mittel als Instrumente der Qualitätsentwicklung und Qualitätssicherung (dar). Ob bei ihnen Kosten und Nutzen in einem angemessenen Verhältnis stehen, kann bezweifelt werden«, stellte das Bundesministerium für Familie, Senioren, Frauen und Jugend (BMFSFJ) bereits 2001 fest (BMFSF 2001: 139). Qualitätsmanagement ist somit häufig eine Antwort – aber was war eigentlich noch mal die Frage?

Für nahezu alle verbreiteten QM-Ansätze in der Pflege gilt darüber hinaus: Sie entziehen sich jedweder (pflege-)wissenschaftlichen Fundierung, wie Gebert und Kneubühler bereits vor zehn Jahren feststellten: »Seit dem Erlass der Pflegeversicherung hat zwar ein reges Bemühen um ›Qualitätsmanagement‹ in der Altenpflege eingesetzt – mit immer neuen ›Systemen‹, ›Modellen‹ usw., dieses bleibt jedoch weitgehend

---

8   Ulrich Bröckling spricht von »Totale(r) Mobilmachung« in den Ansätzen des Total-Quality-Managements wie dem TQM/EFQM-Ansatz (Bröckling 2000).

theoriefrei und gleicht einer empiristischen ›Nabelschau‹ oder ›Stochern im Nebel‹.«
(Gebert/Kneubühler 2003: 230)

Daran hat sich leider bis heute nichts geändert, wie Friesacher konstatiert: »Insgesamt
fällt eine recht theorie- und kritiklose Auseinandersetzung mit den Qualitätsansätzen
im Pflegemanagement auf.« (Friesacher 2009: 12)

Die erforderliche Vertrags- und Gesetzeskonformität von Pflegeeinrichtungen können
die bekannten QM-Ansätze kaum gewährleisten. Das meiste an diesen QM-Ansätzen
sind Glaubensüberzeugungen, die eine entsprechende ideologische Grundhaltung vor-
aussetzen, um eine Wirkung zu entfalten – welche auch immer das dann sein mag.

3.3 Wissenschaftliche Fundierung von Risikomanagementansätzen

Mit dem Thema Risikomanagement – als Kernaufgabe des Qualitätsmanagements –
verhält es sich ähnlich: Wenig von dem, was derzeit auf dem Pflegemarkt angeboten
wird, betrifft …
a. die zentralen Problemfelder – also die kernpflegerischen Bereiche wie Sturzprävention, Dekubitusprophylaxe, Vermeidung von Mangelernährung, Vermeidung von
   Hygienemängeln, Vermeidung von freiheitsentziehenden Maßnahmen und Gewalt
   in der Pflege etc.
b. und ist zudem wissenschaftlich fundiert.

Wissenschaftliche Fundierung bedeutet stets zweierlei:
1. Das Konstrukt (hier: Risikomanagement) ist theoriegeleitet, d. h. es orientiert sich
   an einem theoretischen Ansatz, der nachvollziehbar und begründet ist.
2. Es ist empirisch tragfähig, d. h., es basiert auf Untersuchungen quantitativer und/
   oder qualitativer Art.

Nahezu die gesamte Diskussion um Qualität und Risikomanagement in der Pflege
blendet diese beiden primären wissenschaftlichen Gütekriterien aus, wobei insbesondere die Theorieorientierung hinten über- bzw. runterfällt. Qualitäts- und Risikomanagement ohne theoretische Fundierung liefern jedoch bestenfalls Daten (häufig
unreflektiert »Kennzahlen« genannt), aber keine Erklärungen und schon gar keine
nachhaltigen Problemlösungsmodelle. Qualitäts- und Risikomanagementansätze, die
keine Erklärungen liefern, verfehlen jedoch ihr Ziel.

3.4   Evidenzbasiertes Management

Das Management von Pflegeeinrichtungen nutzt für seine Entscheidungsprozesse häufig die bekannten populären QM-Konzepte aus dem nicht-wissenschaftlichen Bereich und kopiert bzw. imitiert nicht selten das, was woanders anscheinend so reibungslos funktioniert hat. Pfeffer und Sutton fordern deshalb ein »Evidenzbasiertes Management« (EBM). Denn, »(…) was einer Organisation hilft, kann eine andere schädigen« (Pfeffer/Sutton 2007: 25). Deshalb ist es »(…) einfach nur dumm, denselben Ansatz zu kopieren, ohne die zugrunde liegenden Probleme eines Unternehmens zu berücksichtigen« (ebd.: 27).

Im Sinne des hier vertretenen Risikomanagement (RM)-Ansatzes (Saßen/Borutta 2008) kann man dies wie folgt reformulieren: Statt immer neuen Ideen hinterherzujagen und sich der damit verbundenen Gefahr des »organisationalen Todes« durch Überforderung (siehe March 1990) auszusetzen, sollten sich Führungskräfte in der Pflege reflexiv mit wissenschaftlich fundierten Ansätzen befassen. Dabei ist vor allem die Passung von QM- und RM-Ansätzen zu den vorhandenen Organisationskulturen und -strukturen zu prüfen. »Denn zu kopieren, was vermeintlich Erfolgreiche machen (best practice), kann eigentlich nur zu einem ›rasenden Stillstand‹ führen.« (Moldaschl 2007: 36; in Anlehnung an den französischen Philosophen Paul Virilio)

Ein reflexives Vorgehen erfordert die Aneignung einer experimentellen Denkweise und die Bereitschaft, Dinge auszuprobieren, anstatt zu glauben, dass etwas, was sich in anderen Feldern (z. B. in der Industrie) oder auch in anderen Pflegeeinrichtungen bewährt hat, überall zum Einsatz gelangen muss. Genauso kann umgekehrt etwas, das woanders gescheitert ist, durchaus innerhalb anderer Rahmenbedingungen, Strukturen und Organisationen einen Nutzen entfalten.

3.5   Hohe Zuverlässigkeit als Grundlage
des Risikomanagements

Die Pflege multimorbider, gerontopsychiatrisch veränderter Menschen in institutionellen Kontexten (Pflegeheimen, ambulanten Diensten etc.) ist unabdingbar von bestimmten kernpflegerischen Risiken geprägt, die nicht selten zur Gefahr für die zu betreuenden Menschen und für die betreuende Organisation und ihre Mitarbeiter werden können. Wer ein Altenheim oder einen Pflegedienst betreibt, ist also mit spezifischen Risiken im Management und im Pflegealltag konfrontiert. Zivilrechtliche Anforderungen (§§ 276, 823 BGB) verlangen für beide Ebenen einen Sorgfaltsmaßstab, der sich am jeweiligen state-of-the-art (am aktuell geltenden Stand pflegewissenschaftlicher Erkenntnisse) orientiert.

Der hier vorgeschlagene Ansatz des Risikomanagements bezieht sich auf die Theorie der **high-reliability-organization** (im Folgenden HRO-Ansatz genannt) nach Karl E. Weick und Kathleen M. Sutcliffe (Weick/Sutcliffe 2003). Weick und Sutcliffe orientieren sich beim »Management des Unerwarteten« an den sogenannten HROs als »Organisationen mit hoher Zuverlässigkeit« (wie Stromnetzbetreiber, Flugzeugträger, Geiselbefreiungsteams etc.).

Der hier propagierte HRO-Ansatz für die Pflege greift verschiedene empirische Untersuchungen zu den Metathemen Qualitäts- und Risikomanagement sowie zu kernpflegerischen Themen (Ernährung, Dekubitus-, Sturz- und Gewaltprävention) auf und verbindet diese sinnhaft miteinander (u. a. Gröning 2004; MDS 2012; Möller 2003; Roth 2007; Schreier/Bartholomeyczik 2004; Schrems 2005; Wissenschaftliches Institut der AOK 2004).

3.6   Das Management von Risiken als paradoxe Aufforderung

Von innen und von außen beobachtet, mag es in manchen Einrichtungen zur Kultur gehören, nicht zu entscheiden. Ob in diesem Vermeidungsverhalten bürokratisch aufgebaute Verwaltungen erfolgreicher sind als Non-Profit-Einrichtungen oder gar private, gewinnorientierte Einrichtungsformen, mag dahin gestellt bleiben. Risiken lassen sich jedoch erfahrungsgemäß nicht schon dadurch vermeiden, dass man sich bestimmten Entscheidungen entzieht. Denn Unterlassungen (die ebenfalls als Entscheidungen zu werten sind) können genauso risikoreich sein. Oder wie der Soziologe Niklas Luhmann es formuliert: »Die Übernahme von Risiken zu verweigern oder ihre Ablehnung zu fordern, ist selbst ein riskantes Verhalten.« (Luhmann 2005: 128)

Risikobearbeitung stellt einen Versuch des Vorgriffs auf eine unbestimmte Zukunft dar und damit der Reduktion unvorhersehbarer Komplexität, die entweder bereits im Entstehen begriffen ist oder eben sehr bald entstehen wird. Während Management stets auf Zukunftssicherung durch Planung setzt und damit auf die gegebene Möglichkeit eines Vorausentwurfs von etwas, das jetzt noch nicht gegeben ist, bedeutet **Risiko** somit immer das Eingehen von Wagnissen und das Einlassen auf nicht planbare Ungewissheiten. Risiken einzugehen setzt also stets eine eigene Entscheidung voraus.

Von **Gefahr** spricht man demgegenüber im Hinblick auf potenzielle Schäden, die auf Ursachen außerhalb der eigenen Entscheidungsmöglichkeiten zurückgehen (können) (vgl. Abb. 3.1).

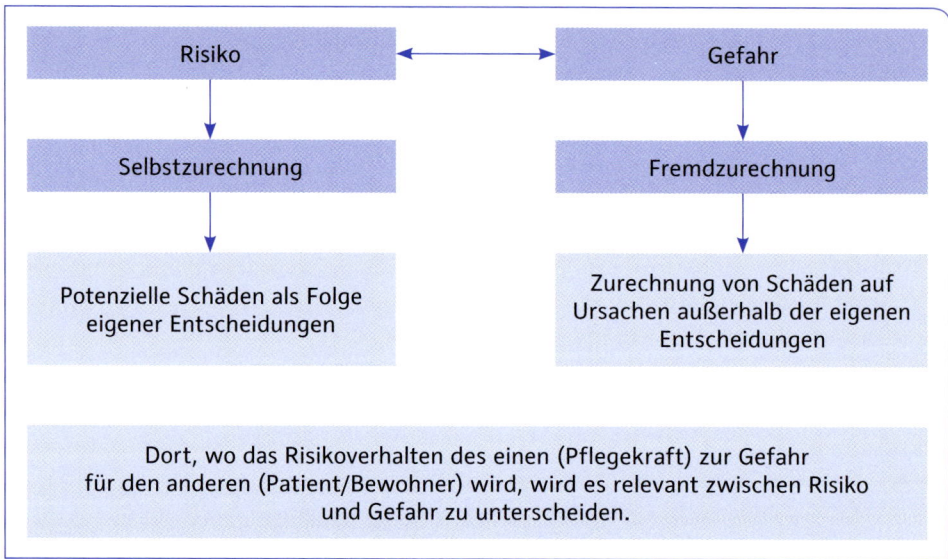

Abb. 3.1: Zur Differenz von Risiko und Gefahr.

Wenn wir also von Risikomanagement als Aufgabe des Managements von Pflegeeinrichtungen sprechen, dann ist damit keineswegs der trügerische Ausschluss sämtlicher möglicher Gefahren gemeint. Dies käme einer unverantwortlichen Suggestion gleich, die von der Wirklichkeit schnell eingeholt wird.

3.7   Risikomanagement als Sonderperspektive kritischer Beobachtungen

In Managementkontexten verstehen wir unter Risikomanagement eine zentrale Führungsaufgabe als »Sonderperspektive der kritischen Überwachung aller Entscheidungen in der Sichtweise eines Beobachters zweiter Ordnung« (Luhmann 2003: 204; vgl. auch 235–247).

Dabei gehen wir von zwei Prämissen aus:
1. Risiken lassen sich nicht ausschließen, ihre Folgen lassen sich aber minimieren.
2. Es braucht eine konzeptionelle Grundlage und eine Haltung der Akteure, die erlernbar ist.

Checkliste

Aufgaben des geschäftsführenden Managements im Umgang mit QM- und RM-Ansätzen:

- Klärung der wissenschaftlichen Fundierung der präferierten Ansätze
- Vermeidung von Kopien bereits an anderer Stelle »erfolgreich« umgesetzter QM-/RM-Ansätze
- Prüfung der Passung der QM- und RM-Ansätze zur eigenen Organisationskultur und ihren Strukturen
- Vermeidung von Überforderungsszenarien bei der Implementierung
- Gewährleistung einer nicht-strafenden (non-punitiven) Fehlerkultur

---

3.8   Konzentration auf wesentliche pflegerische Kernbereiche

Statt einer beliebigen Themenbearbeitung in Qualitätszirkeln und ähnlichen Gremien widmet sich der vorgeschlagene HRO-Ansatz zunächst vier pflegerischen Kernprozessen:

1. Sturzprävention
2. Dekubitusvermeidung
3. Gewährleistung gewaltfreier, autonomiestärkender Pflege
4. Prävention von Fehl- und Mangelernährung

Ergänzt werden diese vier Kernprozesse und das damit einhergehende Weiterbildungskonzept um das Modul »Professionelle Fallarbeit im Kontext des Pflegeprozesses« als Metathema. Der HRO-Ansatz in der Pflege schlägt damit einen Weg der konsequenten Konzentration auf therapeutische Kernfelder ein.

Diese thematische Begrenztheit mag vor dem Hintergrund eines ganzheitlichen Anspruchs zunächst erstaunen. Es hat sich jedoch gezeigt, dass die o. a. Themen die primären Qualitätsmängel in den Einrichtungen darstellen, die es zu bearbeiten gilt. Der viel zitierte »ganzheitliche Anspruch« wird sowohl durch den aktuellen 3. Bericht des MDS zur Qualität in der Pflege als auch bereits durch den 2. Bericht der Bundesregierung zur Entwicklung der Pflegeversicherung (Deutscher Bundestag 2001) ad absurdum geführt. Denn die beschriebenen Mängel treten je nach Thema in 30 bis 50 Prozent aller Einrichtungen auf und stellen mitunter eine erhebliche Gefährdung der Lebensqualität der betreuten alten Menschen dar – auch oder gerade dort, wo Qualitätspreise und Zertifikate die Eingangshallen dekorativ schmücken.

Checkliste

Umsetzungsanforderungen im Kontext der Implementierung des HRO-Ansatzes:
- Projektorientiertes Vorgehen: Keine Rundumschläge mit Überforderungssymptomatik
- Aneignung einer experimentellen Denk- und Handlungsweise
- Reduktion der Komplexität auf vier bis fünf kernpflegerische – für die jeweilige Einrichtung zentrale – Themen (beispielsweise Sturzvermeidung, Gewaltvermeidung, Prävention von Mangelernährung, Dekubitusvermeidung)
- Partizipatorisches Vorgehen: Einbindung der mittleren Managementebene u .a. bei der Entwicklung von Verfahrensanweisungen
- Reflexive Struktur- und Regelwerkbeobachtung statt Sündenbockmentalität.

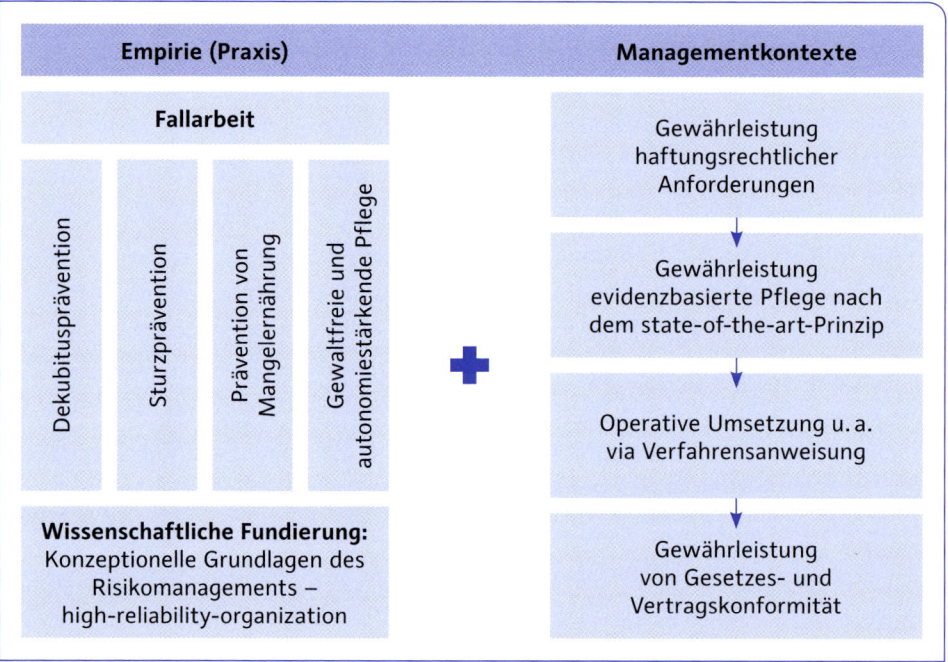

Abb. 3.2: Theoriegeleitetes und empirisch orientiertes Risikomanagement unter Einbezug der manageriellen Kontexte.

Die sich rasant verändernde Entwicklung in der Umwelt von Pflegeeinrichtungen verlangt nach einer entsprechenden Synchronisationsfähigkeit des Pflegemanagements der Heime und ambulanten Dienste. Anforderungen der Patienten und ihrer Angehörigen (die im Sprachdesign des Qualitätsmanagements gerne als »Kunden« bezeichnet werden) und ebenso gesetzlich-vertragliche Anforderungen (s. o.) verlangen nach entsprechenden Instrumenten, um diese Anpassung zu leisten. Evidenzbasierte Verfahrensanweisungen in den Einrichtungen stellen ein solches Instrumentarium dar. Diese entfalten ihre Wirkung allerdings nur, wenn sie nicht top-down verordnet werden, sondern partizipatorisch, also **mit** den Mitarbeitern der mittleren Führungsebene gemeinsam entwickelt werden. Denn diesen obliegt im Anschluss die primäre Umsetzungs- und Implementierungsverantwortung.

3.9 Nicht-strafende Fehlerkultur statt Sündenbockmentalität

Diverse Studien haben gezeigt, dass eine bestrafende (punitive) Fehlerkultur bei Mitarbeitern dazu führt, dass diese nach dem Motto »tarnen, täuschen, tricksen« verfahren (vgl. u. a. Weick/Sutcliffe 2003).

Was diesbezüglich im Alltag im Umgang mit Risiken häufig zu beobachten ist, können wir unter dem Begriff »postdecision regret« (Luhmann 2003: 207 ff.) zusammenfassen: eine nachträgliche Revision der vorgenommenen Risikoeinschätzung mit der Konsequenz ritueller Opfer gemäß dem Sündenbockprinzip. Das heißt, wenn es anders kommt, als man es vorher angenommen (und geplant) hatte, wird das Problem personifiziert und es muss sich jemand finden, den man notfalls entlassen kann. Derartige Rituale wiederholen sich mitunter sehr oft, ehe Pflegeeinrichtungen erkennen, dass das Problem damit nicht zu beheben ist, sondern in erstaunlicher Regelmäßigkeit erneut auftritt. Das Entlassen von (ohnehin begrenzt verfügbarem) Personal scheint bei Heim- und Pflegemanagement aber häufig noch beliebter zu sein als die oft unangenehme Suche nach den Spielregeln, die dysfunktional geworden sind und deshalb unbedingt verändert werden sollten. Letzteres ist nicht nur in der Analyse anstrengend. Vielmehr verlangt die Etablierung zeitstabiler neuer Regeln ein »Management by Unerträglichkeit« von den Leitungskräften. Das heißt, es ist nicht damit getan, die 84ste Verfahrensanweisung zu schreiben und diese im Rundlauf von den Mitarbeitern abzeichnen zu lassen. Das ständige Überprüfen – im Sinne eines Soll-Ist-Abgleichs – verlangt von Leitungskräften eine hohe (und mitunter unerträgliche) Präsenz- und Diskursbereitschaft.

HROs verfügen unabhängig von ihren höchst unterschiedlichen Kernaufträgen über einige übereinstimmende Merkmale von Zuverlässigkeit. Hierzu zählen u. a. …
• die Konzentration auf relevante Fehler und
• eine hohe Abneigung gegen vereinfachende und personifizierende Interpretationen.

Eine non-punitive (nicht strafende) Fehlerkultur ist demnach die Voraussetzung, um Lernblockaden zu verhindern bzw. abzubauen. Das heißt, dort, wo ein Klima des Misstrauens und der Denunziation herrscht, kann professionelles Risikomanagement nicht erfolgreich realisiert werden. Von daher bedarf es zu allererst der Reflexion der vorhandenen Fehlerkultur.

3.10   Implementierung des HRO-Ansatzes in Pflegeorganisationen

Erfahrungsgemäß ist davon auszugehen, dass die erfolgreiche Realisierung eines Risikomanagements, das sich auf die o. g. vier Kernbereiche (Sturzprävention, Dekubitusvermeidung, Gewährleistung gewaltfreier, autonomiestärkender Pflege, Prävention von Fehl- und Mangelernährung) beschränkt, ca. 12 bis 18 Monate in Anspruch nehmen wird. Die selbstverständliche Gewährleistung von Grundvoraussetzungen für die Pflege multimorbider und demenziell veränderter Menschen sowie die Sicherstellung der haftungsrechtlichen Garantenstellung stehen dabei im Zentrum der Umsetzung. Denn ein professionelles Risikomanagement dient nicht zuletzt dem Ziel des Haftungsausschlusses bzw. der Haftungsbeherrschung. Die inhaltliche Ausrichtung der vier Module orientiert sich folgerichtig an dem »State-of-the-art-Prinzip«.

Zu unterscheiden sind hierbei zum einen die in Kapitel 3.10.1 genannten unterschiedlichen Ebenen bzw. Dimensionen der Organisationsstruktur (Ebene der Formalstruktur, Ebene der Organisationskultur und Ebene der kognitiven Routinen; dazu ausführlich Herberg 2013; Luhmann 1964) und zum anderen die personalen Verantwortungsebenen des geschäftsführenden Managements und des operativen Managements (Pflegedienstleitung).

3.10.1   Ebenen der Organisationsstrukturen

Die sichtbaren Formalstrukturen einer Pflegeeinrichtung bestehen aus …

- ihren deklarierten Zielsetzungen (vgl. Leitbilder und ähnliche organisationale Accessoires),
- ihren etablierten Entscheidungsprogrammen und
- ihren Kommunikationswegen.

Die Ebene der Entscheidungsprogramme und Kommunikationswege lässt sich zur temporären Abwehr bestehender rechtlich normierter Prüfeskapaden mit relativ wenig Aufwand erwartungskonform bearbeiten. Meistens entstehen auf dieser Ebene nach einer MDK-Prüfung die meisten Aktivitäten und es kommt nicht selten zu einer weiteren Vorschrifteninflation oder gar zum Aufbau widersprüchlicher und inkonsistenter Programme.

Problematisch wird es aber auf der Ebene der Organisationskultur. Hinterlegte gemeinsame Wertvorstellungen, nicht formalisierte Gepflogenheiten, informelle Normen und informale Kommunikationskanäle sind über das herkömmliche Regelwerk einer Organisation kaum zu beeinflussen. Hier siedeln sich auch von den Mitarbeitern getragene Berufs- und Praxisvorstellungen an, die nicht per se mit den Zielvorstellungen und

Erwartungen der Pflegeeinrichtung konform gehen. Im Gegenteil: Auch und gerade die aus den Folgen einer MDK-Prüfung heraus entstehenden organisationalen Erwartungen der Pflegeeinrichtungen an ihre Mitarbeiter können durchaus konträr stehen zu deren (in der Ausbildung und in der Praxis mühselig angeeignetem) Professionsverständnis. »Mit neuen Vorschriften und formalen Regeln sind die informellen Strukturen einer Organisation jedenfalls nicht ohne weiteres zu beeindrucken.« (Herberg 2013: 247) Es gibt – gerade auf dieser Ebene – keine Regel, die ihre eigene Anwendung steuern kann.

Noch schwieriger wird es auf der Ebene Veränderung zu bewirken, die die kognitiven Routinen betrifft. Die Erzeugung und Verarbeitung von entscheidungsrelevantem Wissen ist nur gegen großen Widerstand veränderbar. Auf dieser Ebene scheitert häufig die (Neu-)Einführung standardisierter Verfahren, wie Expertenstandards, Dokumentationsverfahren etc. Denn sie verlangen vom einzelnen Mitarbeiter nicht nur, dass er etwas Neues erlernt, sondern auch noch, dass er das bisher Vertraute und aus seiner Sicht Funktionale verlernt und nicht weiter in Anwendung bringt. Hiergegen regt sich emotionaler Widerstand, wenn eine bislang als funktional deklarierte Regel nun als dysfunktional und unbrauchbar markiert wird.

Bei der Implementierung eines (neuen) Risikomanagementansatzes gilt es diese drei Ebenen oder Dimensionen der Organisationsstruktur stets mitzudenken. Veränderungen brauchen Zeit. Mit »Hauruck-Methoden« verschärfen sich die erlebten Widersprüche. Und die Frage taucht auf, ob die Organisation lediglich aufgehübscht werden soll (also die Accessoires ausgetauscht werden sollen) oder ob tatsächlich zeitstabile Veränderung auf den tieferliegenden Ebenen gewollt ist. Mitarbeiter in der Pflege kennen diesen Unterschied aus leidvoller Erfahrung mit den diversen QM-Versprechungen der letzten Jahre. »Man merkt die Absicht und ist verstimmt« (nach Goethe).

3.10.2   Verantwortung des Managements

In der Umsetzung des HRO-Ansatzes braucht es die Bereitschaft des geschäftsführenden Managements, sich allen drei genannten Ebenen zu widmen. Dabei dürfte klar geworden sein, dass man sich keinen Steuerungsillusionen hinzugeben braucht, was die Implementierung des Ansatzes angeht.

Vorrangig wird es darum gehen, die ablaufenden Handlungsmuster und -weisen auf den drei Ebenen so gut es geht zu beobachten und zu analysieren. Hierbei kann Fremdreferenz, also ein von außen eingeladener Beobachter (Berater etc.) unterstützend hilfreich sein, um vorhandene eigene »blinde Flecken« zu kompensieren.

Eine Konzentration auf die oben benannten kernpflegerischen Themen (vgl. Kap. 3.8, S. 55–57), ergänzt um die Themen, die darüber hinaus in der Pflegeeinrichtung seit längerem und wiederkehrend zu Problemen geführt haben, kann die Bereitschaft der Mitarbeiter erhöhen, sich einem neuen Ansatz zuzuwenden. Denn letztendlich geht es nicht um die Schaffung einer neuen »Beauftragtenstelle« für Risikomanagement, sondern um eine entsprechend achtsame Haltung aller Mitarbeiter im Unternehmen. Und nur dort, wo betroffene Mitarbeiter zu beteiligten Mitarbeitern gemacht werden, hat zielorientierte Veränderung im Sinne des HRO-Ansatzes eine Chance.

Die Verantwortung des geschäftsführenden Managements ist deshalb nicht bereits mit der Zielvorgabe erfüllt. Vielmehr hat sie die personellen, zeitlichen und fiskalischen Ressourcen bereitzustellen. Dem operativen Management (Pflegedienstleitung) kommt die Verantwortung zu, diese Ressourcen zielkonform und sorgsam einzusetzen. Das heißt, ihm obliegt u. a. die Verantwortung dafür, welche Arbeitskreise und sonstige Gremien mit welchem Personal besetzt werden, um die notwendig werdende Analyse und den möglichen Austausch von Routinen sicherzustellen.

Mit der Umsetzung des HRO-Ansatzes leisten Pflegeeinrichtungen nicht zuletzt einen entscheidenden Beitrag zur Vertrags- und Gesetzeskonformität, der durch kein DIN-ISO-Zertifikat und keinen TQM-Qualitätspreis zu ersetzen ist. Nicht mehr – aber auch nicht weniger – verlangen die viel zitierten und umworbenen »Kunden«.

Literatur

Bröckling, Ulrich; Krasmann, Susanne; Lemke, Thomas (Hrsg.): Gouvernementalität der Gegenwart. Studien zur Ökonomisierung des Sozialen. Suhrkamp Verlag, Frankfurt a. M. [6]2000

Bundesministerium für Familie, Senioren, Frauen und Jugend: Dritter Bericht zur Lage der älteren Generation. Drucksache (BT-Drs.) 14/5130. 19. 1. 2001; http://www.bmfsfj.de/BMFSFJ/Service/Publikationen/publikationen,did=3174.html (1. 2. 2014)

Deutscher Bundestag: Unterrichtung durch die Bundesregierung: Zweiter Bericht über die Entwicklung der Pflegeversicherung. Drucksache (BT-Drs.) 14/5590. 15. 3. 2001; http://www.bmg.bund.de/fileadmin/dateien/Publikationen/Pflege/Berichte/Zweiter_Bericht_ueber_die_Entwicklung_der_Pflegeversicherung.pdf (1. 2. 2014)

Friesacher, Heiner: Ethik und Ökonomie. Zur kritisch-normativen Grundlegung des Pflegemanagements und der Qualitätsentwicklung. In: Pflege & Gesellschaft. 14. Jg. 2009, H. 1, S. 5–23; http://www.dg-pflegewissenschaft.de/2011DGP/category/pdf/01_2009.pdf (1. 2. 2014)

Gebert, Alfred J.; Kneubühler, Hans-Ulrich: Qualitätsbeurteilung und Evaluation der Qualitätssicherung in Pflegeheimen. Plädoyer für ein gemeinsames Lernen. Verlag Hans Huber, Bern [2]2003

Gröning, Katharina: Welche Qualität sichert die Qualitätssicherung? Möglichkeiten einer »hermeneutischen Wahrnehmung«. In: Schnell, Martin W. (Hrsg.): Leib, Körper, Maschine. Interdisziplinäre Studien über den bedürftigen Menschen. Verlag Selbstbestimmtes Leben, Düsseldorf 2004, S. 145–156

Herberg, Martin: Organisationsversagen und organisationale Pathologien. Sondierungen an der Schnittstelle von Systemansatz und Kritischer Theorie. In: Amstutz, Marc; Fischer-Lescano, Andreas (Hrsg.): Kritische Systemtheorie. Zur Evolution einer normativen Theorie. transcript Verlag, Bielefeld 2013, S. 237–253

Luhmann, Niklas: Funktionen und Folgen formaler Organisation. Duncker und Humblot, Berlin 1964

Luhmann, Niklas: Soziologische Aufklärung 5: Konstruktivistische Perspektiven. Verlag für Sozialwissenschaften, Wiesbaden [3]2005 (Erstausgabe Wiesbaden 1990)

Luhmann, Niklas: Soziologie des Risikos. Walter de Gruyter GmbH, Berlin, New York 2003 (Erstausgabe Berlin, New York 1991)

March, James M. (Hrsg.): Entscheidung und Organisation: Kritische und konstruktive Beiträge, Entwicklungen und Perspektiven. Gabler Verlag, Wiesbaden 1990

Medizinischer Dienst des Spitzenverbandes Bund der Krankenkassen e. V. (MDS) (Hrsg.): 3. Bericht des MDS nach § 114a Abs. 6 SGB XI. Qualität in der ambulanten und stationären Pflege. Essen 2012; http://www.mds-ev.de/media/pdf/MDS_Dritter_Pflege_Qualitaetsbericht_Endfassung.pdf (1. 2. 2014)

Möller, Michael (Hrsg.): Effektivität und Qualität sozialer Dienstleistungen. Ein Diskussionsbeitrag. kassel university press GmbH, Kassel 2003; http://www.uni-kassel.de/upress/online/frei/978-3-89958-022-8.volltext.frei.pdf (1. 2. 2014)

Moldaschl, Manfred: Veränderungsrhetorik und Wettbewahren. Indikatoren für die Fähigkeit von Organisationen, sich zu erneuern. In: OrganisationsEntwicklung. Zeitschrift für Unternehmensentwicklung und Change Management. 26. Jg. 04/2007, S. 34–43

Ortmann, Günther: Als ob. Fiktionen und Organisationen. VS Verlag für Sozialwissenschaften, Wiesbaden 2004

Pfeffer, Jeffrey; Sutton, Robert I.: Harte Fakten, gefährliche Halbwahrheiten & absoluter Unsinn. Berühmte Managementthesen auf dem Prüfstand. Addison-Wesley Verlag, München 2007

Roth, Günter: Qualitätsprobleme in der Altenpflege: Versuch einer soziologischen Aufklärung. In: PrinterNet. 9. Jg. 01/2007, S. 42–51

Saßen, Sascha; Borutta, Manfred; Lennefer, Joachim: Risikomanagement. Führungsstrategien für pflegerische Kernbereiche. Vincentz Network, Hannover [2]2008

Schreier, Maria Magdalena; Bartholomeyczik; Sabine: Mangelernährung bei alten und pflegebedürftigen Menschen. Ursachen und Prävention aus pflegerischer Perspektive. Schlütersche Verlagsgesellschaft, Hannover 2004

Schrems, Berta: Qualität braucht Pflege. Stolpersteine in der Umsetzung von Qualitätsmanagementsystemen. In: Dr. med. Mabuse 154, 2005, S. 30–33

Weick, Karl E.; Sutcliffe, Kathleen M.: Das Unerwartete managen. Wie Unternehmen aus Extremsituationen lernen. Klett-Cotta, Stuttgart 2003; 2., vollständig überarbeitete Auflage Schäffer-Poeschel Verlag, Stuttgart 2010 (Erstausgabe: Managing the Unexpected: Assuring High Performance in an Age of Complexity. Jossey-Bass, San Francisco 2001)

Wissenschaftliches Institut der AOK (Hrsg.): Qualitätssiegel und Zertifikate für Pflegeeinrichtungen. Bonn 2004

4 RISIKOMANAGEMENT IN DER STATIONÄREN ALTENHILFE – DIN 15224 UND ISO 31000 ALS ORIENTIERUNG

Claus Offermann

4.1 Einleitung

Es wurde Zeit, die ISO 9001 für den Gesundheits- und Sozialbereich zu interpretieren. Das Deutsche Institut für Normung (DIN) gab im Dezember 2012 die Deutsche Norm DIN EN 15224:2012 als Adaption der ISO 9001 für »Dienstleistungen in der Gesundheitsversorgung – Qualitätsmanagementsysteme« heraus. Diese Norm erhebt für sich den Anspruch zum einen, die Übernorm für alle QM-Systeme im Gesundheitswesen zu sein, also für alle Arten von Kliniken und niedergelassene ärztliche und nichtärztliche Gesundheitsberufe, und zum anderen Leitnorm auch für die QM-Systeme von Sozialisations-, lebensbegleitenden und Pflegeorganisationen. Es ist die Frage, welche Bedeutung diese Norm für Pflegeeinrichtungen haben kann und ob sie taugt für nichtklinische Organisationen der Pflege.

Es sind vor allem vier Schwerpunkte, die diese Norm von der ISO 9001 abgrenzt. Ins Spiel kommen jetzt …
1. elf Qualitätsmerkmale, die für die Gesundheitsversorger Orientierung bei der Gestaltung von Strukturen und Prozessen bieten sollen;
2. klinische Prozesse, die die Mitwirkung der Kunden im Prozess der Gesundheitsversorgung beschreiben sollen;
3. neben den Patienten die anderen interessierten Parteien, wie Angehörige, die ebenfalls Einfluss auf die Versorgung haben und
4. klinische Risiken, denen der Kunde ausgesetzt ist und die minimiert werden sollen. Dafür bietet die ISO 31000 (Risikomanagement – Grundsätze und Richtlinien 2009/2011) die Grundlage.

Alle Aspekte sind für die QM-Systeme der Altenhilfe interessant und werden hier behandelt. Das Risikomanagement genießt jedoch eine besondere Stellung.

4.2 Qualitätsgrundsätze

Bewohner, Angehörige und andere interessierte Parteien stellen an die Gesundheitseinrichtungen Qualitätsanforderungen, anhand derer sie die Einrichtungen prüfen, messen und bewerten. Die Norm zeigt elf Qualitätsmerkmale auf, die die Einrichtungen in der Gestaltung ihrer Prozesse und Strukturen berücksichtigen müssen (0.1.4).[9] Entsprechend sind diese Qualitätsmerkmale auch den kundenbezogenen Prozessen (7.2.1) zugeordnet. Diese elf Merkmale werden im Anhang der DIN EN 15224 in der »Praktische(n) Anleitung zur Umsetzung (…)« näher erläutert (Anhang B). Die Abbildung 4.1 zeigt den Zusammenhang der Qualitätsmerkmale bezogen auf die beiden Schwerpunkte Patient und Dienstleistung. Dabei wurde auf die Prioritätensetzung in den Merkmalen geachtet.

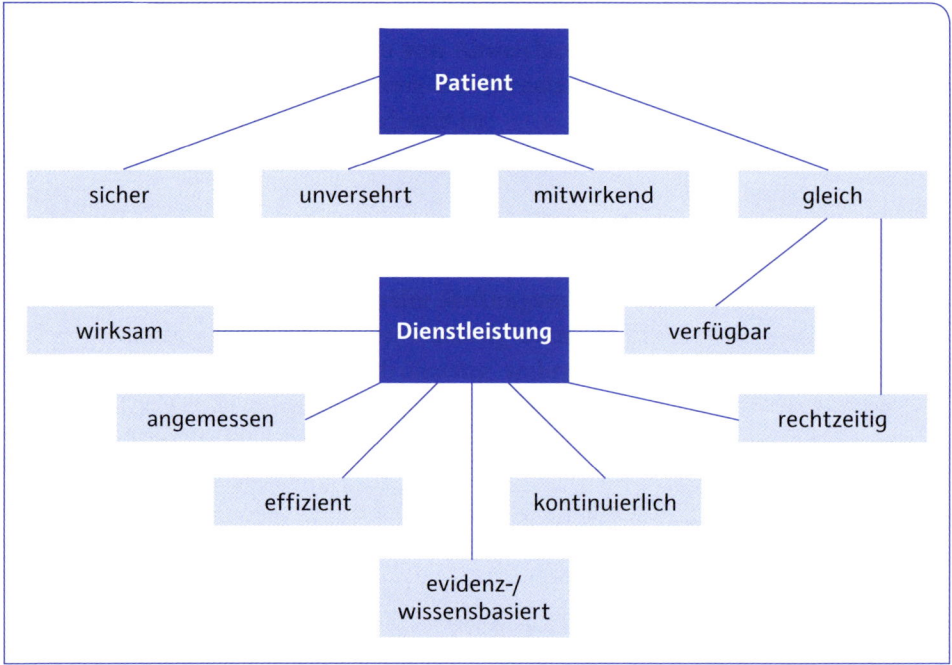

Abb. 4.1: Qualitätsmerkmale zwischen Patient und Dienstleistung.

4.3   Patientenbezogene Qualitätsmerkmale

Die »**Mitwirkung des Patienten**« wird explizit benannt. Die Rolle des Patienten, im Sinne des Wortes als Geduldiger und Ertragender, ist aber eher eine passive. Er »wird in Kenntnis gesetzt, befragt und nach Möglichkeit in alle ihn/sie betreffenden Entscheidungen und in alle an ihm/ihr durchgeführten Eingriffe aktiv einbezogen« (B 3.3i). Es ist der Arzt, der aktiv wird. Die Entscheidung über den Eingriff oder – grundsätzlicher – die Behandlungsziele oder -maßnahmen trifft nach der Norm nicht der Patient als Kunde und Auftraggeber. Die Macht des Behandlers scheint auch in der

---

[9]   Die Ziffern in Klammern geben die Fundstelle in der DIN EN 15224:2012 an (Dienstleistungen in der Gesundheitsversorgung – Qualitätsmanagementsysteme 2008/2012).

DIN EN 15224 ungebrochen. Für die Altenhilfeeinrichtung wird sich die Frage stellen, ob sie sich eher medizinisch-pflegerisch oder eher alltagsbegleitend versteht.

Die **Rechte des Patienten auf Unversehrtheit** sollen sichergestellt werden durch ein Risikomanagement der Klinik. Die »Risiken müssen bestimmt und unter Kontrolle sein« (B 3.3j). Die Risikominimierung dient sowohl der Patientensicherheit als auch der Klinik, die mit dem Risikomanagement auch ihr Haftungsrisiko zu minimieren versucht. In der Altenhilfeeinrichtung werden darüber hinaus die freiheitsentziehenden Maßnahmen eine Rolle spielen.

Die **Gleichheit der Patienten** vor dem Behandlungsprozess sollte gewährleistet sein (B 3.3f). Das Diskriminierungsverbot der Norm ist universal. Es betrifft Geschlecht, Sexualität, Kultur, Ethnie, soziale Stellung, Sprache und andere. Die Diskriminierungsdiskussion bezieht neben Herkunft und Hautfarbe (racism), Geschlecht (sexism) auch das Alter (agism) ein. Es handelt sich hier vor allem um die ethische Dimension der Qualitätspolitik (5.3). Mit dem Einzug von Mitgliedern anderer Kulturen und Ethnien ist auch in Altenhilfeeinrichtungen die Gleichheit ein Thema.

Die **individuellen Rechte des Patienten** in Bezug auf die körperliche, geistige, psychologische und soziale Unversehrtheit müssen eingehalten werden. Beachtet werden sollen die »Werte und Einstellungen des Patienten« und auch das Einverständnis des Patienten soll, »wenn möglich, stets« (B 3.3h) gesucht werden. Von einem Ethikkomitee oder einem ähnlichen Gremium einer Klinik, das darüber wacht, dass diese individuellen Rechte eingehalten werden, ist in der Norm nicht die Rede. In Pflegeeinrichtungen wird unter dem Abschnitt »Eigentum des Kunden« (7.5.4) nicht nur das geistige Eigentum, sondern auch die körperliche, geistige, psychische und soziale Unversehrtheit verstanden. Nach ISO 9001 und DIN 15224, 7.5.4 ist zwar für den Verlust einer Unterhose eine Berichtspflicht vorhanden, aber nicht für eine Fehlmedikation oder einen Behandlungs- oder Pflegefehler. Zumindest Körper, Psyche und Geist sollten zum Eigentum des Kunden mitzählen.

4.4 Dienstleistungsbezogene Qualitätsmerkmale

Die »**angemessene, richtige Versorgung**« beruht auf einer sorgfältigen Durchführung von Anamnese, ärztlicher Untersuchung mit diagnostischen Verfahren »mit einem zulässigen Risiko an unerwünschten Zwischenfällen, Komplikationen oder Nebenwirkungen« (B 3.3a). Der zentrale Behandlungsprozess steht hier im Mittelpunkt. Bewertet werden die generelle Einhaltung des Prozesses und die Sorgfalt, mit der dieser Prozess durchgeführt wird. In Altenpflegeeinrichtungen wird es sich dabei um den Pflegeprozess handeln.

Die **Dienstleistungen, die dem Patienten versprochen sind, müssen auch verfügbar sein** (B 3.3b), d. h. sie müssen bereitgestellt und für den Patienten erreichbar sein. Es dürfen keine Beschränkungen herrschen, die die Verfügbarkeit einschränken. Die permanente Verfügbarkeit von Gesundheitsdienstleistungen ist angesichts von knappen Ressourcen eine Herausforderung für die Gesundheitsdienstleister. Für Pflegeeinrichtungen gehört dazu vor allem auch die Erfüllung des Dienstplans unter Einbezug der gesetzlichen Regelungen

Die »**Kontinuität der Versorgung**« (B 3.3c) von der Aufnahme bis zum Sterbeprozess muss gewährleistet sein. Die Kette der Einzelprozesse muss geschlossen sein, der Patient muss stets gezielt versorgt und nicht vergessen sein. Der Kernprozess der Anamnese, Diagnose, Indikation, Behandlung und Evaluation wird erweitert um die Prozesse vor und nach dem Kernprozess. Im Kernprozess der Pflege handelt es sich analog um die Biografiearbeit, die Erhebung der Probleme und Ressourcen, die Pflegeplanung, die Durchführung und die Evaluation der Pflege.

Die Behandlung des Bewohners sollte wirksam sein. Dies ist wohl das heikelste Merkmal, das die Definition des Produkts der Gesundheitsversorgung betrifft. »Tätigkeiten der Gesundheitsversorgung verbessern im Vergleich zu nicht oder anderweitig durchgeführten Untersuchungen oder Behandlungen in einem sinnvollen Ausmaß die Wahrscheinlichkeit eines erwarteten positiven Ergebnisses.« (B 3.3d) Wirksamkeit bedeutet hier: Wahrscheinlich geht es dem Patienten nachher besser. Unter QM-Bedingungen handelt es sich um eine Verifizierung, also dem Abgleich der Behandlungsergebnisse mit den Behandlungszielen. Eine Validierung der Ergebnisse, also die Überprüfung des Nutzens für den Patienten wird in der Norm nicht angesprochen. Die Wirkungen einer Behandlung, die vor der Wirksamkeit stehen, werden in der Norm ebenfalls nicht angesprochen.[10] Gerade für Altenhilfeeinrichtungen wird sich die Frage der Wirksamkeit und des Nutzens von Maßnahmen bei zunehmender Hinfälligkeit der Bewohner besonders stellen.

Wie jede Organisation müssen auch die **Gesundheitsversorger effizient** (B 3.3e) sein. Das Verhältnis von eingesetzten Ressourcen (Arbeitszeit, Räume, Geräte, Material) und den Ergebnissen bzw. der Zielerreichung, also der Wirksamkeit, sollte gut sein. Das betrifft auch die Altenhilfeeinrichtungen.

Es gibt für viele Dienstleistungen in der Gesundheitsversorgung für Diagnose, Behandlung, Vorsorge, Pflege und andere Prozessschritte wissenschaftlich abgesicherte und auf Erfahrungen beruhende Erkenntnisse. Entsprechend soll die **Arbeit der Gesundheitsversorger evidenz- oder wissensbasiert sein** (B 3.3g). Je stärker sich die Pflege

---

[10] Vgl. auch die Begriffskunde über Wirkung, Wirksamkeit und Nutzen von Weymayr 2013.

in den Altenhilfeeinrichtungen als lebensbegleitend versteht, desto weniger wird die Evidenzbasierung gegenüber den persönlichen Bedürfnissen eine Rolle spielen.

Die **rechtzeitige Bereitstellung und Zugänglichkeit von Dienstleistungen** in der Gesundheitsversorgung darf nicht dem sozialen Status des Patienten geschuldet sein, sondern soll »ausschließlich von den beurteilten Erfordernissen des Patienten, dem akuten Zustand und der Schwere der Krankheit abhängen« (B 3.3k). In Altenpflegeeinrichtungen könnte der soziale Status sich nicht nur an den finanziellen Möglichkeiten der Bewohner orientieren, sondern auch an den Fähigkeiten der Bewohner, die Mitarbeiter durch soziale Kompetenz an sich zu binden oder durch die Fähigkeit zu Beschwerde.

Diese Merkmale der Norm sollten mit den Prozessen und Strukturen der Kliniken erfüllt werden. Es könnte für die Altenhilfeeinrichtungen hilfreich sein, in einer Crossreferenz diese Qualitätsmerkmale ihren Prozessen gegenüber zu stellen, um darüber den Nachweis der Normerfüllung zu geben.

4.5   Klinische Prozesse

»Die Hauptaktivitäten in Organisationen der Gesundheitsversorgung sind auf das Zusammenspiel zwischen Patienten und den medizinischen Fachpersonen bezogen. Diese Aktivitäten werden innerhalb einer Vielzahl von Prozessen ausgeführt (…), die sämtliche Aktivitäten einer Gesundheitsversorgung, die sich auf eine oder mehrere Gesundheitsstörung beziehen, umfassen.« (0.2.1.1) Entsprechende Bedeutung haben die klinischen Prozesse als »Haupttyp der Prozesse« (0.2.1.2) für die Gesundheitsversorger. Der Kunde selbst ist nicht nur am Produktions- und Dienstleistungsprozess beteiligt, sondern gestaltet den Prozess mit. Wie intensiv diese Beteiligung ist, wie die Entscheidungen zwischen Dienstleister und Kunden getroffen werden, wie hoch der Beitrag des Kunden am Gelingen des Ergebnisses der Dienstleistung ist, das hängt ab von der Art der Dienstleistung und von den beteiligten Dienstleistern und Kunden. In der DIN 15224 ist die »Einbeziehung des Patienten« ein Qualitätsmerkmal der Gesundheitsversorgung (0.1.4). In allen Expertenstandards der Pflege des DNQP[11] wird großer Wert auf die Beratung und Schulung der Pflegebedürftigen gelegt.

Eine (sozial)strukturelle Rahmenbedingung für die Beteiligung des Patienten an der Behandlung oder des Bewohners an der Pflege, ist die Qualität der Beziehung zwischen dem Behandler und dem Patienten. Die Gestaltung dieser Beziehungen ist im alltäglichen klinischen Bereich bei Visiten oder in Therapiekonferenzen immer

---

[11]   DNQP (Deutsches Netzwerk zur Qualitätssicherung in der Pflege).

Thema. Wenn jedoch die soziale Position, der soziale Status und die soziale Rolle sowohl für die Bewohner als auch für die Pflegemitarbeiter (»Bin ich nun Freundin, Enkelin, Schwiegertochter oder distanzierte Dienstleisterin?«) nicht klar definiert sind, dann stecken darin für alle Beteiligten Konfliktpotenziale.

4.6 Interessierte Parteien

Kaum ein anderes Produkt verfügt im Segment »Kunden« über so viele interessierte Parteien wie die personenbezogenen Dienstleistungen. Immerhin ist der Patient als »Zielperson der Versorgung« (3.2.1) »der Schlüsselkunde in der Gesundheitsversorgung« (3.2, Anmerkung 1). Die Anmerkung 3 (3.2) öffnet die potenzielle Kundschaft sehr weit: »Bestimmte interessierte Parteien werden unter bestimmten Umständen als Kunden angesehen, z. B. andere Kunden könnten andere Organisationen der Gesundheitsversorgung oder Abteilungen oder Bereiche der Organisation sein, die an den hergestellten Produkten oder Dienstleistungen mitgearbeitet haben.« Das gilt erst recht für die Altenpflegeeinrichtung. Weitere Kunden befinden sich im Fahrwasser der Bewohner: die Angehörigen, die Kostenträger oder auch der Arzt, der die medizinischen Interessen gegenüber der Pflegeeinrichtung vertritt.

Es stellt sich die Frage, welchen Kunden und welchen Interessen die Pflegeeinrichtungen folgen sollten. Sind es die Interessen der Angehörigen und Verwandten, die Interessen der Kostenträger, d. h. der Geldgeber der Leistungen, oder sind es die Kranken, Pflegebedürftigen oder Behinderten? Wird es der primären Kundschaft (Bewohner, Patient) durch das Leitbild der Organisation deutlich gemacht, wer Priorität hat und welche Bedeutung die sekundären (etwa Angehörige) und tertiären Kunden (etwa Kostenträger) haben? Schließlich sollte es ja der »Zweck der Organisation« (5.3a) sein, es den Kunden recht zu machen. Fragt sich dann nur, welchem Kunden die Organisation zuneigt, wenn die Verweildauervorgaben der DRG bzw. der Kassen nicht zum Verweildauerbedarf des Patienten passt.

4.7 Das Risikomanagement

4.7.1 Grundsätze

»Organisationen jeglicher Art und Größe unterliegen internen und externen Faktoren und Einflüssen, die es unsicher machen, ob und wann sie ihre Ziele erreichen. Der Effekt dieser Unsicherheit auf die Ziele einer Organisation wird als ›Risiko‹ bezeichnet.« (E DIN ISO 3100:2011: 5) In der Abbildung 4.2 sind die Grundsätze als Input für den Rahmen und den Prozess des Risikomanagements dargestellt.

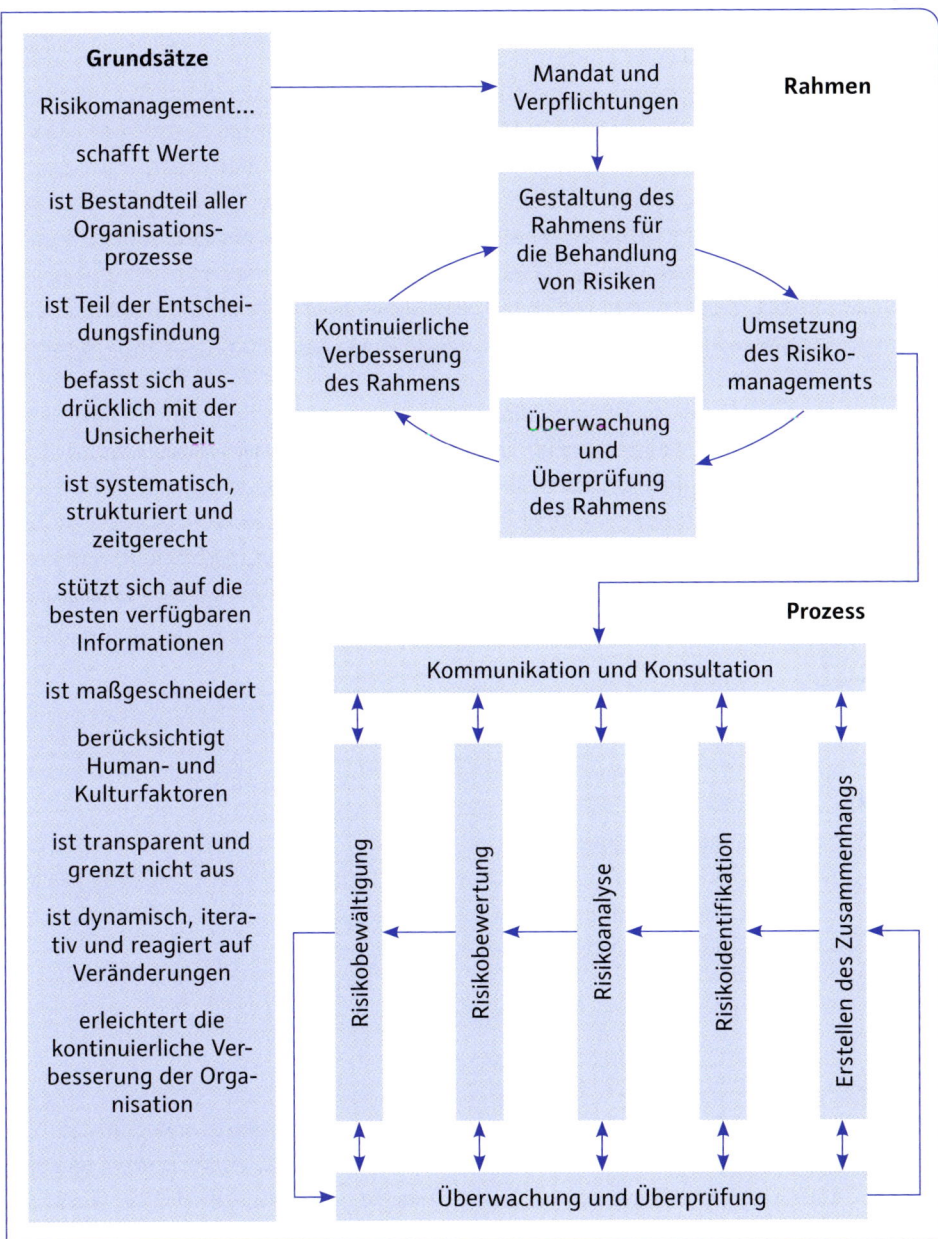

Abb. 4.2: Beziehungen zwischen den Grundsätzen des Risikomanagements, dem Risikomanagementrahmen und dem Risikomanagementprozess (E DIN ISO 3100:2011: 7).

4.7.2   Strategischer Rahmen für Risiken

Der Auslöser des Risikomanagements ist die Entscheidung der obersten Leitung einer Organisation, eine Risikomanagementpolitik festzulegen, die von den Organisationsmitgliedern mitgetragen wird. Diese Politik sollte zur Kultur der Organisation, ihren Zielen und Strategien, zu ihren Ressourcen und zu den rechtlichen und vertraglichen Vorgaben passen. Der Rahmen für die Behandlung von Risiken sollte folgende Themen im Blick haben:

- Verstehen der Organisation und ihres Zusammenhangs (31000, 4.3.1)
- Festlegung der Risikomanagementpolitik (31000, 4.3.2)
- Verantwortlichkeit (31000, 4.3.3)
- Integration der Organisationsprozesse (31000, 4.3.4)
- Ressourcen (31000, 4.3.5)
- Aufbau von Mechanismen für die interne Kommunikation und Berichterstattung (31000, 4.3.6),
- Aufbau von Mechanismen für die externe Kommunikation und Berichterstattung (31000, 4.3.7).

4.8   Risiken für Pflegeeinrichtungen

Entsprechend dieser Merkmale können die Risiken für die Bewohner erhoben werden. Diese Risikoerhebung kann zum Ersten im Rahmen von Pflegevisiten und Fallbesprechungen auf der Ebene der Bewohner und der Mitarbeiter stattfinden, zum Zweiten im Rahmen von Internen Audits auf der Ebene des QM-Systems der Organisation. Im Folgenden werden die Risiken entlang der Pflegeziele und -ergebnisse, der Pflegeprozesse und der sozialen Beziehungen dargestellt.

4.8.1   Risiken: Ziele und Ergebnisse

Ein **erstes Risiko** im Rahmen der Ziele und Ergebnisse besteht darin, dass es keine definierten Pflegeziele gibt bzw. dass die aufgeschriebenen Pflegeziele inhaltsleer und ohne Leitfunktion für das Handeln der Mitarbeiter sind. Der Pflegemitarbeiter verfügt nicht über die Kompetenzen und Fertigkeiten eines Berufsangehörigen, sondern handelt aufgrund von Alltagstheorien mit allen Gefahren, die in der unreflektierten Überlegenheit steckt. Das große Risiko besteht darin, dass die Ziele eher zu den Interessen des Pflegenden passen und wenig oder nichts mit den Interessen des Klienten zu tun haben.

Ein **zweites Risiko** besteht darin, dass der Klient in die Zieldefinition nicht einbezogen wird, sondern über seinen Kopf hinweg Ziele festgelegt werden. Im Vorfeld der Zieldefinition ist möglicherweise auch versäumt worden, seinen persönlichen Bedarf zu erheben.

Ein **drittes Risiko** besteht darin, dass Ziele nicht auf ihre Einhaltung oder ihre Einhaltbarkeit überprüft werden und trotz Bedarfsänderung beibehalten bleiben.

Das würde unter anderem zu folgenden Fragen führen:
- Welche Risiken sind mit der Definition von Zielen mit dem spezifischen Bewohner verbunden?
- Besteht ein Risiko bei der mangelnden oder zu ausführlichen Einbeziehung der Pflegebedürftigen in die Diskussion?
- Welche Risiken sind mit einer mangelnden oder überschießenden Zielerreichung verbunden?
- Welches Risiko birgt für die Bewohner die Zielerreichung?
- Welches Risiko steckt in der mangelnden Mitwirkung der Bewohner bei der Zielgestaltung (siehe B 3.3i)?
- Welches Risiko steckt darin, wenn die Bewohner nicht oder nicht ausreichend »in Kenntnis gesetzt, befragt« und nach den bestehenden Möglichkeiten »in alle ihn/sie betreffenden Entscheidungen und in alle an ihm/ihr durchgeführten Eingriffe aktiv einbezogen« werden (B 3.3i)?

Ferner tauchen auf:
- Risiko der mangelhaften Wirksamkeit (siehe B 3.3d): Die Wirkungen der Pflege bringen keinen Nutzen, sondern sogar Schaden für den Bewohner.
- Risiko der mangelhaften Effizienz (siehe B 3.3e): Das Verhältnis von eingesetzten Ressourcen (Arbeitszeit, Räume, Geräte, Material) und den Ergebnissen bzw. der Zielerreichung, also der Wirksamkeit, entspricht nicht der Planung.

4.8.2 Risiken: Maßnahmen und Effizienz

Ein **erstes Risiko** bezüglich der Maßnahmen und Effizienz besteht auch hier darin, dass kein Maßnahmenplan vorhanden ist oder der Maßnahmenplan – aus welchen Gründen auch immer – ignoriert wird. In einer stark arbeitsteiligen Organisation wie einer stationären Altenhilfeorganisation ist von Dienstleisterseite die Compliance bezüglich des Pflegemaßnahmenplans vor allem im Detail nur schwer zu gewährleisten. Die Individualität des Pflegens (»Jeder Bewohner ist anders!«) bezieht sich dann nicht auf den Bewohner, sondern auf den Pflegenden (»Ich mach das halt so bei der!«).

Das **zweite Risiko** liegt darin, dass der Klient nicht weiß, wie ihm geschieht und sich – wie in einer Totalen Institution üblich – Strategien aneignet, um mit den Handlungen und den Persönlichkeiten seiner Betreuer zurechtzukommen. Auch diese Strategien müssen nicht zwangsläufig zum Maßnahmenplan passen.

Das **dritte Risiko** besteht darin, dass die Maßnahmen nicht in abgestimmter Form zwischen Mitarbeiter und Klient stattfinden. Für beide Parteien kann es bequemer sein, dass bestimmte Maßnahmen schnell vom Dienstleister übernommen werden, bevor man sich an dem eher mühsam empfundenen geplanten Prozess orientiert. Die Non-Compliance liegt dann im Interesse beider Parteien.

Bezüglich der Qualitätsmerkmale lassen sich folgende Risiken identifizieren:
- Risiko der unangemessenen, falschen Versorgung (siehe B 3.3a): Es gibt keine sorgfältige Erhebung von Problemen und Ressourcen und pflegerischer Untersuchung. Der zentrale Pflegeprozess ist nicht oder nicht vollständig beherrscht.
- Risiko der mangelhaften Verfügbarkeit von Dienstleistungen (siehe B 3.3b): Es gibt Beschränkungen hinsichtlich der begrenzten Möglichkeiten zur Vergütung oder wegen mangelnder quantitativer Verfügbarkeit, z. B. zu wenigen Plätzen in einem beworbenen Spezialbereich oder zu wenig Fachpersonal.
- Risiko der Kontinuität der Versorgung (siehe B 3.3c): Die Kette der Einzelprozesse ist nicht geschlossen, der Bewohner ist nicht stets gezielt versorgt und droht vergessen zu werden.
- Risiko der mangelhaften Evidenz- und Wissensbasierung (siehe B 3.3g): Diagnose, Behandlung, Vorsorge, Pflege und andere Prozessschritte erfolgen willkürlich oder ohne Einbezug der erforderlichen internen oder externen Kompetenz.
- Risiko der nicht rechtzeitigen Bereitstellung und Zugänglichkeit von Dienstleistungen (siehe B 3.3k): Die Art der Art der Versorgung mit Pflegedienstleistungen hängt nicht ausschließlich ab »von den beurteilten Erfordernissen« des Bewohners, »dem akuten Zustand und der Schwere der Krankheit« (B 3.3k) und dem Grad der Pflegebedürftigkeit, sondern vom sozialen und finanziellen Status des Bewohners. Welche Risiken sind mit der Compliance oder Non-Compliance des Patienten oder des Mitarbeiters verbunden? Welche Risiken stecken bereits in der Planung der Maßnahmen? Welche Risiken stecken in der Durchführung?

4.8.3   Risiken: Soziale Beziehungen, Rechte und Interessen

Das generelle Risiko liegt darin, dass es kein eindeutiges und für alle verbindliches Kommunikationskonzept in der Organisation dafür gibt, wie mit dem Klienten umgegangen wird. Kommunikation und soziale Beziehungen werden dann zur Privatsache zwischen Klient und Mitarbeiter erklärt. Jeder Mitarbeiter schaut, wie er am besten zurechtkommt. Obwohl der Beziehungsaspekt z. B. im Krohwinkelschen Pflegemodell eine prominente Stellung einnimmt, ist nicht automatisch gewährleistet, dass die Pflegeorganisation Beziehungen als gestaltbares Strukturmerkmal begreift.

Folgende Fragen ergeben sich zu Risiken in der sozialen Beziehung:

- Welche Risiken stecken in der sozialen Beziehung zwischen Patient und Mitarbeiter?
- Sind die Unterschiede in der sozialen Position oder im sozialen Status ein Risiko?
- Bergen die Wert- und Normunterschiede zwischen Patient und Mitarbeiter einen Konflikt?
- Bergen mangelnde Rollendefinitionen zwischen Patienten und Mitarbeiter Risiken für beide?
- Haben diese Risiken Auswirkungen auf die Ziele, Maßnahmen und Ergebnisse?

Ferner tauchen auf:

- Risiko Verletzung der Gleichheit der Bewohner (siehe B 3.3f): Das Diskriminierungsverbot der Norm ist nicht oder nicht ausreichend im Bewusstsein der Mitarbeitenden verankert oder kollidiert mit impliziten oder expliziten Werten der Organisation.
- Risiko der Verletzung der Rechte des Bewohners auf Unversehrtheit (siehe B 3.3j): Die Norm DIN 15224 sieht hier explizit, dass »die Risiken (…) bestimmt und unter Kontrolle sein (müssen)« (B 3.3j).
- Risiko der Verletzung der individuellen Rechte des Bewohners in Bezug auf die körperliche, geistige, psychologische und soziale Unversehrtheit (siehe B 3.3h): Es gibt kein Ethikkomitee oder ein ähnliches Gremium einer Einrichtung, das darüber wacht, dass diese individuellen Rechte, z. B. im Rahmen von freiheitsentziehenden Maßnahmen, eingehalten werden.

Entscheidend für den Risikomanagementprozess wird sein, den Mittelweg zu finden, einerseits die Risiken so weit wie möglich durch Einbezug von relevanten interessierten Parteien zu minimieren, um weder den Patienten noch der Organisation und ihren Mitarbeitern zu schaden. Andererseits müssen Risiken sowohl für den Patienten und die Organisation und ihre Mitarbeiter eingegangen werden, um sowohl die Patienten wie die Organisation weiterzubringen. Eine gelähmte risikoscheue Organisation wird nicht lange bestehen und ein Patient, der nicht zum Eingriff in Körper, Psyche und Geist, d. h. Lernen, bereit ist, wird möglicherweise Lebensqualität, wenn nicht Leben riskieren.

4.9 Die Konsequenzen für das QM-System der stationären Altenhilfe

QM-Systeme

Die Organisation muss die Ressourcen und Informationen sicherstellen, die »*für das Risikomanagement der klinischen Prozesse*« notwendig sind (4.1f) und die »dokumentierten Verfahren« müssen auch »*das Management klinischer Risiken*« aufnehmen (4.2.2b).

Verantwortung der Leitung

Die Leitung ist dazu verpflichtet, das Management von klinischen Risiken in das QM-System einzubinden (5.1d), die Qualitätspolitik muss eine Selbstverpflichtung zum Management klinischer oder personenbezogener Risiken enthalten (5.3c), die Qualitätsplanung muss das Management klinischer Risiken einbeziehen (5.4) und auch der Beauftragte der obersten Leitung wird auf das Management klinischer Risiken verpflichtet (5.5.2e). Im Rahmen der internen Kommunikation soll über Risikobewertungen und über Unfälle, Ereignisse und Beinahe-Unfälle informiert werden (5.5.3e). Als Eingabe für die Managementbewertung kommen »*die Ergebnisse der Risikobewertungen, Informationen über Vorfälle, unerwünschte Zwischenfälle und Beinahe-Unfälle, zusammen mit den Maßnahmen, die zum Minimieren weiterer Risiken ergriffen*« werden, zur Sprache (5.6.2d) und für die Managementbewertung selbst ist die »*Anwendung einer Risikobewertung*« (5.6.1) selbstverständlich. Im Rahmen der Ergebnisse der Bewertung (5.6.3) findet sich jedoch kein Risikobewältigungsplan (siehe 31000, 5.5.3) oder ähnliches, was zu erwarten gewesen wäre.

Management von Ressourcen

Bezüglich der personellen Ressourcen muss das »*gesamte Personal hinsichtlich (…) des Managements klinischer Risiken zur Sicherheit der Patienten ausgebildet*« sein (6.2.2f) und die Infrastruktur muss ermittelt, bereitgestellt und aufrechterhalten werden, »*die zur Vermeidung von Risiken (…) erforderlich ist*« (6.3).

Realisierung des Produkts

Zur Planung der Realisierung der Dienstleistung müssen auf die Qualitätsmerkmale bezogene Risikobewertungen durchgeführt werden, um die Prozesse zu gestalten (7.1b). Zu erwarten wäre gewesen, dass mit dem Patienten oder anderen interessierten Parteien Risiken kommuniziert werden (7.2.3), dies ist jedoch nicht der Fall. Kommuniziert werden müssen lediglich bereits geschehene Ereignisse. In der Entwicklungsplanung findet sich die Verpflichtung zur Festlegung von »*Herangehensweisen für die Risikobewertung in jeder Phase*« (7.3b), womit das Risikomanagement im gesamten Entwicklungsprozess implementiert sein muss. Für die Beschaffung von Dienstleistungen und materiellen Produkten gibt es im Rahmen der Beschaffungsangaben »*Anforderungen an das Risikomanagement*« (7.4.2b) und die »*Verifizierung muss mit den Risiken übereinstimmen*«, die mit der Erbringung einer Dienstleistung einhergehen (7.4.3). Für die Dienstleistungserbringung (7.5) gibt es außer einer Anmerkung zur Prozessvalidierung (7.5.2, Anmerkung 4) keine spezifische Risikomanagementforderung, obwohl zu den »beherrschte(n) Bedingungen« (7.5.1) sicherlich auch das Wissen um die Risiken bei einzelnen Tätigkeiten gehört oder für die Rückverfolgbarkeit (7.5.3) auch wahrgenommene Risiken gehören. Auch für den Bereich des Eigentums der Kunden (7.5.4) wird nicht gefordert, dass dem Kunden Hinweise auf bestehende Risiken bei der Dienstleistungserbringung oder seiner beigestellten materiellen Produkte gegeben werden müssen. Auch Risiken im Zusammenhang mit Mess- und Überwachungsmitteln (7.6) werden offensichtlich nicht gesehen.

Messung, Analyse und Verbesserung
Bereits in der allgemeinen Einleitung wird verlangt, dass die Prozesse für das Risikomanagement geplant und verwirklicht werden, also Risikobewältigungspläne im Sinne der ISO 31000 aufgestellt und durchgeführt werden (8.1). Unter Messung und Überwachung (8.2) könnten auch die Risiken sowohl bei den kundenbezogenen/klinischen als auch bei den anderen Prozessen überwacht werden, was jedoch nicht explizit angesprochen ist. Die Lenkung fehlerhafter Dienstleistungen (8.3 Anmerkung) bezieht auch Beinahe-Unfälle mit ein. In der Datenanalyse (8.4a) rücken die Risiken, Beinahe-Unfälle und andere schwierige Ereignisse gar in die erste Reihe. Für die Korrekturmaßnahmen (8.5.2a) müssen die Herangehensweisen zum Einbinden in das Management klinischer Risiken festgelegt werden und bei den Vorbeugungsmaßnahmen (8.5.3a), den Klassikern des Risikomanagements in der ISO 9001 seit jeher, muss das Verfahren festgelegt sein, mit dessen Hilfe klinische Risiken auch hinsichtlich der elf Qualitätsmerkmale beherrscht werden können. Schön wäre gewesen, wenn wenigstens im Anhang B (B 4.2.4) auf die gängigen QM-Instrumente wie FMEA oder SWOT-Analyse hingewiesen worden wäre.

4.10   Abschließende Bewertung

Das Profil der personenbezogenen Dienstleistungen war auch in der DIN EN ISO 9001:2000 und danach in der ISO 9001:2008 nur schwer erkennbar. Es schaute einen immer das materielle Produkt an, auch wenn mit Produkten immer auch Dienstleistungen gemeint sein sollten (ISO 9001:2008, Abs. 3). Die Verknüpfung der klinischen Prozesse mit dem Risikomanagement stellt eine erhebliche Erweiterung der Ausgangsnorm ISO 9001 dar und trägt der Sensibilität der personenbezogenen Prozesse Rechnung. Die personenbezogenen Dienstleistungen, mittelfristig auch für die stationäre Altenhilfe, haben mit dieser Spezialnorm der ISO 9001 in Verbindung mit der ISO 31000 an Profil gewonnen. Das ist im Interesse dieser Dienstleistungen ein großer Fortschritt. Mit ein paar Interpretationen dieser Norm profitieren auch die nicht-klinischen personenbezogenen Dienstleistungen und ihre Organisationen.

Literatur

Dienstleistungen in der Gesundheitsversorgung – Qualitätsmanagementsysteme – Anforderungen nach EN ISO 9001:2008; Deutsche Fassung EN 15224:2012. Beuth Verlag, Berlin 2012

Risikomanagement – Grundsätze und Richtlinien (ISO 31000:2009; deutsche Fassung E DIN ISO 31000:2011)

Weymayr, Christian: Was nicht wirkt, nützt nimmermehr. In brand eins. Wirtschaftsmagazin 7/2013, S. 106–111

5 RISIKOMANAGEMENT IN DER ARZNEIMITTELVERSORGUNG CHRONISCH KRANKER SENIOREN – ASPEKTE EINER GERIATRISCHEN PHARMAZIE

Frank Hanke

5.1 Geriatrische Pharmazie: Herausforderungen und Zielsetzungen im demografischen Wandel

Die Fortschritte der modernen Medizin, Pharmazie, Pflege und anderer Gesundheitswissenschaften, die uns ein längeres Leben ermöglichen, bringen als Schattenseite neue ernsthafte Erkrankungen hervor. Arzneimittelbezogene Problemstellungen bei älteren Menschen werden daher von den Fachexperten in allen Industrieländern zu den bedeutsamen Problemstellungen im Gesundheitswesen gerechnet. Erfahrungen und wissenschaftliche Erhebungen aus Nordamerika, Australien, Schweden oder anderen europäischen Ländern verweisen ebenfalls darauf, dass insbesondere hochbetagte Heimbewohner erheblich unter arzneimittelbezogenen Problemen (ABP) leiden.

Aktuelle Untersuchungen in deutschen Alten- und Pflegeeinrichtungen (Thürmann et al. 2011) zeigen, dass in einem durchschnittlichen Heim mit 100 Heimbewohnern monatlich 7,87 unerwünschte Arzneimittelereignisse (UAE), wie z.B. Stürze, Kognitionsstörungen oder Magenblutungen entstehen. Dies sind in einer Einrichtung mit hundert Heimbewohnern hochgerechnet etwa 94 UAE und in allen deutschen Altenheimen ca. 0,7 Millionen Patientenschädigungen jährlich.

Mehr als 60 Prozent dieser UAE können durch ein effektives geriatrisch-pharmazeutisches Risikomanagement vermieden oder vermindert werden.

Darüber hinaus werden in stationären Alteneinrichtungen von Geriatrischen Pharmazeuten in einer vertieften Stationsbegehung durchschnittlich 68 arzneimittelbezogene Probleme (ABP) pro Wohnbereich entdeckt (Hanke et al. 2010).

Unerwünschte Arzneimittelereignisse, arzneimittelbezogene Probleme und die daraus resultierenden gesundheitlichen Einschränkungen der Heimbewohner sind daher auch in Deutschland nicht mehr als Randphänomene zu betrachten. Sie gehören zu den häufigsten Neuerkrankungsursachen und ihre Bewältigung ist eine der zentralen Aufgabenstellungen jedes Altenheimes.

5.1.1 Warum können wir diese hohen Risiken bei Altenheimbewohnern nicht erkennen?

Obwohl die Fakten für sich sprechen, soll dies keinesfalls bedeuten, dass die gesundheitliche Versorgung in stationären Alteneinrichtungen primär unzureichend oder dass es in der ambulanten oder Angehörigenpflege besser oder schlechter wäre. Vielmehr haben wir es hier mit neuen wissenschaftlichen Erkenntnissen zu tun, die uns erstmals gesellschaftlich vor Augen führen, wie viele gesundheitliche Problemstellungen in der Seniorenversorgung noch unerkannt sind oder als »alterstypisch« hingenommen werden und welche großen Entwicklungspotenziale noch im Verborgenen liegen.

Die geriatrische Forschung bestätigt immer wieder, dass die vielen Erscheinungen der Multimorbidität und der funktionellen Altersveränderungen nicht als unvermeidbarer und damit auch unbehandelbarer »Verfall«, sondern zu einem großen Teil als behandelbare Erkrankungen des alternden Menschen betrachtet werden sollten.

Neben den typischen ärztlichen Untersuchungsverfahren, den organbezogenen und eventuell notwendigen differentialdiagnostischen Maßnahmen, hat sich in der Geriatrie daher eine nichtorganbezogene, funktionelle Diagnostik herausgebildet. Dieser funktionale diagnostische Ansatz, auch geriatrisches Assessment genannt, stellt dabei die priorisierten Alltagsprobleme der Patienten in den Mittelpunkt, um die herum die verschiedenen Symptome gruppiert werden.

Die Erkrankungen des alten Menschen erscheinen dadurch in einem anderen Blickwinkel und werden zusammengefasst oft als geriatrische Syndrome bezeichnet.

Neben den geriatrischen Syndromen wie z. B. der Immobilität, Instabilität, des intellektuellen Abbaus und der Inkontinenz, deren kausale Behandlung in der Geriatrie im Vordergrund steht, wird oft auch die sogenannte Iatrogenesis als weiteres eigenständiges Syndrom betrachtet.

Einen nicht unerheblichen Anteil an diesen iatrogenen (d. h. durch ärztliche Einwirkung verursachten) Erkrankungen haben die sogenannten arzneimittelassoziierten Erkrankungen. Einige Besonderheiten der iatrogenen Erkrankungen und damit auch der arzneimittelassoziierten Erkrankungen bestehen darin, dass sie dem »ungeschulten Auge« in vielen Fällen verborgen bleiben. Die iatrogenen Erkrankungen werden daher oft der allgemeinen Morbidität der Patienten zugerechnet und entsprechend behandelt, was auch die UAE-Detektion bei arzneimittelassoziierten Erkrankungen zu einer besonderen klinisch-pharmakologischen Herausforderung werden lässt. Dies ist ein Grund, weshalb die UAE in stationären Alteneinrichtungen nur unzureichend erkannt werden.

5.1.2 Der geriatrische Blickwinkel in der Pharmazie

In der Geriatrischen Pharmazie werden UAE, ABP nicht nur als einzelne, isolierte Phänomene, sondern in ihrer Gesamtheit als geriatrisch-pharmazeutisches Syndrom, als eine sozial-medizinische Erkrankung eines geriatrischen Patienten und seines Umfeldes verstanden. Die Arzneimitteltherapiesicherheit bei geriatrischen Patienten wird daher als die Behandlung eines spezifischen, iatrogenen Syndroms im Rahmen der Multimorbidität aufgefasst.

Die methodischen Ansätze zur Erfassung dieser speziellen Ausprägung des iatrogenen Syndroms in der Geriatrie waren Bestandteil zahlreicher Untersuchungen und führten im Jahr 2007 zur Begründung einer neuen Fachdisziplin in der Pharmazie, der Geriatrischen Pharmazie. Auf dieser Grundlage wurde die Struktur einer Weiterbildung Geriatrische Pharmazie für die Apothekerkammern Nordrhein, Westfalen-Lippe und schließlich auch der Bundesapothekerkammer geschaffen.

5.2 Das Arzneimittel im Versorgungsprozess – der Medikationsprozess als interdisziplinäres Geschehen

Durch die Einfachheit des Gedankens, eine erfolgreiche Pharmakotherapie an einem Objekt – »dem Arzneimittel« – allein festzumachen, herrscht nicht selten eine unklare Vorstellung darüber, was nun eigentlich geholfen hat, die Leiden der Patienten zu mindern oder zu heilen. Solange der Patient eine Verbesserung durch ein Arzneimittel erfährt, gibt es auch keinen Grund, diese Vorstellung zu hinterfragen. Meist kommt man Gegebenheiten, die für eine Heilung notwendig waren, leider erst dann erheblich näher, wenn sich ein Therapiemisserfolg einstellt und die Ursachen dieses Misserfolges analysiert werden. Das einzelne Arzneimittel erscheint dann oft »nur noch« als ein Bestandteil des Arzneimittelversorgungs- oder Medikationsprozesses, der in seiner Gesamtheit Erfolg oder Misserfolg der individuellen Pharmakotherapie eines Patienten bestimmt hat.

In der Pharmazie ist aus diesem Grund eine Ergänzung des Arzneimittelbegriffes notwendig geworden. Dadurch erhalten die einzelnen Vorgänge der Arzneimittelversorgung ebenfalls eine größere Bedeutung für den Heilungsprozess des Patienten:

»Die Arzneimittelversorgung ist daher als Medikationsprozess zu verstehen, der das Ziel hat, ein optimales therapeutisches Ergebnis zu erreichen. Das Arzneimittel und die mit ihm verknüpften Versorgungsschritte sind dabei einer ständigen, wechselseitigen Veränderung unterworfen. Der therapeutische und volkswirtschaftliche Nutzen dieses patientenindividuellen Prozesses hängt von der Wirksamkeit, Unbedenklichkeit und Qualität sowohl des Arzneimittels als auch der mit ihm verbundenen Dienstleistungen ab. Die Kommunikation zwischen den in den einzelnen Abschnitten involvierten Berufsgruppen spielt dabei eine zentrale Rolle.« (Zelger, Hanke 2010: 387)

In den stationären Alteneinrichtungen sind Ärzte, Apotheker und Pflegefachkräfte sowie die entsprechenden Hilfspersonen in vielfältiger Weise in diese Prozessabläufe einbezogen. Eine zentrale Aufgabenstellung des Qualitäts- und Risikomanagements ist es daher, den Medikationsprozess in seiner Gesamtheit zu durchdringen.

Wenn es gelungen ist, die Risiken und Fehlerquellen anhand von geriatrisch-pharmazeutischen Audits zu identifizieren, kann aus der Überschau eine strategisch zielgerichtete Optimierung des gesamten Medikationsprozesses stattfinden. Diese Optimierung wird in der Geriatrischen Pharmazie »Medikationsmanagement« genannt.

5.3   UAE – Risiken und arzneimittelbezogene Probleme im Medikationsprozess

In einer Studie von Gurwitz et al. (2005) wurde das Auftreten eines UAE (unerwünschten Arzneimittelereignisses) in der Heimversorgung hinsichtlich ihrer Beziehung zu den einzelnen Bereichen des Medikationsprozesses untersucht. Dabei hatten die Patientenschädigungen aufgrund eines UAE manchmal eine, manchmal auch mehrere Ursachen.

80 Prozent der UAE entstanden im Bereich der Therapiebeobachtung, 59 Prozent der UAE im Bereich der Verordnung. Weniger als 5 Prozent der UAE waren mit Dispensierfehlern verknüpft. Die Hauptursachen der Patientenschädigungen entstanden primär also nicht aus Dispensierfehlern, z. B. einem schlechten Bereitstellen der Medikation, sondern sehr viel häufiger aus den Bereichen einer unzureichenden Therapiebeobachtungs- und Verordnungsqualität.

Es ist empfehlenswert, diese Erkenntnisse in einem Qualitäts- und Risikomanagement der Arzneimittelversorgung zu berücksichtigen, da sonst die Effektivität der Qualitätsmaßnahmen für die Patienten verlorengehen kann.

5.3.1   Risikokonstellationen

Eine weitere Forschergruppe untersuchte die Risikokonstellationen für das Auftreten von UAE in der langzeitstationären Heimversorgung (Field et al. 2001).

Betrachtet wurden:

- arzneimittelspezifische Effekte (Arzneistoffgruppen, Anzahl der Verordnungen),
- personenspezifische Faktoren (Komorbidität, Geschlecht),
- sowie settingspezifische Einflüsse (Heimeinweisung).

Tabelle 5.1: Arzneimittel- und settingspezifische Risikofaktoren für eine UAE bei Heimbewohnern (nach ebd.)

Risikofaktoren für eine UAE	Odds Ratio*	95% CI**
Arzneimittelspezifisch:		
Antiinfektiva	4.0	2.5–6.2
Antipsychotika	3.2	2.1–4.9
Antidepressiva	1.5	1.1–2.3
5 bis 6 Medikationen verordnet	2.0	1.2–3.2
7 bis 8 Medikationen verordnet	2.8	1.7–4.7
>9 Medikationen verordnet	3.3	1.9–5.6
Settingspezifisch:		
Neuer Heimbewohner (Heimeinzug < 1 Monat)	2,8	1,5–5,2

*   Odds Ratio, hier: Wahrscheinlichkeit für das Auftreten eines unerwünschten Arzneimittelereignisses im Zusammenhang mit einem bestimmten Merkmal (Arzneistoffgruppe, Anzahl der Verordnungen, etc ...)
** Konfidenzintervall

Tabelle 5.2: Personenspezifische Risikofaktoren für eine vermeidbare UAE bei Heimbewohnern (nach ebd.)

Personenspezifische Risikofaktoren für eine vermeidbare UAE	Odds Ratio*	95% CI**
Charlson Komorbiditätsindex*** >5	2.6	1.1–6.0
Männliches Geschlecht	0.55	0.30–0.99

*** Der Charlson-Komorbiditäts-Index beschreibt das Risiko eines Patienten aufgrund der Anzahl und des Schweregrades von Begleiterkrankungen zu versterben. Hier: Heimbewohner mit einem Charlson Komorbiditätsindex >= 5 haben ein höheres Risiko eine vermeidbare UAE zu erleiden.

Die Verordnung von Antiinfektiva und Antibiotika sowie die reine Anzahl der Medikationen erhöhten das arzneimittelspezifische Risiko besonders stark. Die Anzahl der Erkrankungen der Senioren und der Heimeinzug waren ebenfalls mit einem erhöhten Risiko verknüpft, eine UAE zu erleiden. Darüber hinaus ist es – die Arzneimittelrisiken betreffend – in stationären Alteneinrichtungen besser, ein Mann zu sein.

5.3.2   Die einrichtungsbezogenen Arzneimittelrisiken

Die Schädigungsursachen und -potenziale der arbeitsorganisatorischen und kommunikativen Problemstellungen in Alteneinrichtungen sind bisher nur wenig erforscht. Deutlich ist aber, dass nicht alle ABP (arzneimittelbedingten Probleme) oder Fehlerereignisse zu einer direkten oder direkt erkennbaren Schädigung der Heimbewohner führen. Sie bilden jedoch Risiko- oder Gefährdungspotenziale, die – durch Kombinationen aktiver, personenbezogener Fehler mit den systemimmanenten Schwächen einer Einrichtung – schließlich zu gesundheitlichen Beeinträchtigungen der Heimbewohner oder auch des Personals führen können oder tatsächlich dazu geführt haben.

Greene et al. (2006) beschreiben in ihrer Studie, dass menschliche Faktoren und Kommunikationsprobleme 93 Prozent dieser ABP, hauptsächlich in den Medikationsprozessbereichen der Administration (56 Prozent) und Dokumentation (37 Prozent) verursachten.

Als entscheidende Einflussgrößen dieser suboptimalen Versorgung wurden von den Pflegefachkräften …
- häufige Ablenkungen (41 %),
- Problemstellungen mit den Richtlinien und Arbeitsabläufen (17 %),
- gesteigerte Arbeitsbelastung (10 %) und
- inadäquate Informationen (7 %)
als Hauptfaktoren benannt.

Ablenkungen des Pflegepersonals und Problemstellungen mit Richtlinien und Arbeitsabläufen können unter anderem eine unsachgemäße Gabe der Medikamente, z. B. bei der Sondenapplikation von Arzneistoffen, oder ein unsachgemäßes Bereitstellen der Medikamente bedingen.

Dieselben organisationsbedingten Arbeitsbelastungen sind – im Sinne der Fehlertheorie – z. B. auch verantwortlich für zahlreiche Verstöße, wie das Bereitstellen der Medikamente ohne Handschuhe. Sie können aber ebenso für den inadäquaten Einsatz der Bedarfs- und Dauerverordnungen von Psychopharmaka verantwortlich sein.

In der stationären Altenpflege treten ebenfalls sogenannte Compliance- oder Adherence-Probleme bezüglich einer erfolgreichen Umsetzung der Pharmakotherapie auf. Prinzipiell lassen sich hier folgende arzneimittelbezogene Problemstellungen unterscheiden:

ABP, die durch …

- mangelnde Kenntnis oder Einbeziehung des Patientenwillens verursacht werden. Beispiele sind Verabreichung von Psychopharmaka ohne Aufklärung und Einverständnis des Patienten, Betreuers und/oder Angehörigen;
- funktionelle Einschränkungen der Senioren selbst hervorgerufen werden. Hier spielen insbesondere Schluckbeschwerden und die unsachgemäße Anwendung von Arzneimitteln auch bei Sondenpatienten eine Rolle;
- unzureichende Kenntnis der individuellen Arzneimittelrisiken eines Patienten im Medikationsprozess entstehen. Ein Beispiel wäre die Dauergabe von Metoclopramid bei Patienten mit extra-pyramidal motorischen Störungen;
- unzureichende arbeitsorganisatorische Abläufe im Pflegealltag und in der Koordination zustande kommen. Darunter fallen z. B. mangelnde Anwendung von Compliancehilfen, wie Benutzung von Spacern, Tropfhilfen, um die Selbständigkeit der Bewohner zu wahren;
- Laienhypothesen von Patienten und Angehörigen entstehen, wie z. B. »Viel hilft viel« oder »Das hat meiner Mutter immer schon gut getan«. In diesem Zusammenhang seien auch die Folgen der Medikamentenabhängigkeit und des manchmal jahrzehntelang betriebenen Benzodiazepinabusus genannt.

Die Bedeutung speziell der organisatorischen und strukturbedingten Medikationsfehler wurde ebenfalls in der PCISME-Studie von Beyer et al. (2003) und in der Arbeit von Reh et al. (2009) auf einer Station der geriatrischen Abteilung eines Krankenhauses herausgestellt.

Bei 236 geriatrischen Patienten traten in der 3-monatigen Erhebungsphase Medikationsfehler mit einer Gesamtinzidenz von 54,5 Prozent auf. Organisations- und strukturbedingte Medikationsfehler in der Verordnungs- und Übertragungsphase des Medikationsprozesses machten 93,3 Prozent aller Fehler aus.

Die Erkenntnisse über diese Zusammenhänge zeigen deutlich, dass die Pharmakotherapie nicht isoliert von der Versorgungsumgebung und den persönlichen Lebensumständen der Patienten betrachtet werden kann. Die Basis einer verbesserten Arzneimitteltherapiesicherheit liegt vielmehr in der Bemühung aller am Medikationsprozess beteiligten Versorger, eine stabile Kommunikations- und Organisationsstruktur, d. h. Zusammenarbeit, aufzubauen, die sowohl bei immer wiederkehrenden, aber auch bei neuen Anforderungen Rückhalt bieten kann.

5.4 Arzneimittelassoziierte Erkrankungen in der Geriatrischen Pharmazie

Langzeitstudien und Erfahrungswerte verweisen darauf, dass zwischen 10 Prozent und 30 Prozent, in manchen stationären Alteneinrichtungen auch bis zu 40 Prozent der Heimbewohner von UAE betroffen sind. Im Laufe ihrer Krankengeschichte erleiden dabei viele betroffene Heimbewohner nicht nur eine, sondern mehrfach hintereinander ähnliche UAE, z. B. Stürze oder Magenblutungen. Solche unerwünschten Arzneimittelereignisse entstehen dann aus sogenannten arzneimittelassoziierten Erkrankungen, wie arzneimittelassoziierte Kognitionsstörungen, Instabilitäten, Elektrolytstörungen etc.

5.4.1 Arzneimittelassoziierte Kognitionsstörungen

Der intellektuelle Abbau hochbetagter Senioren wird insbesondere durch arzneimittelassoziierte Somnolenzen und Delirien forciert. Ancelin et al. (2006) fanden darüber hinaus in ihren Untersuchungen noch weitere Symptome, wie die Verminderung der Gedächtnisleistungen, des Sprachflusses oder der Reaktionszeiten, die zu den sogenannten Leichten Kognitiven Störungen (LKS), hauptsächlich aufgrund anticholinerg wirkender Arzneistoffe, zu zählen sind.

Auffallend ist in Alteneinrichtungen besonders der inadäquate Einsatz von Antipsychotika hinsichtlich einer fehlenden Indikation, zu langer Dauer und exzessiver Dosierung. Die Hintergründe dieser Problematik sind vielschichtig, da der Einsatz von Antipsychotika …

- eine kurzfristige Entlastung für psychotische Heimbewohner und ihr Umfeld bei Selbst- und Fremdgefährdung darstellt, was aber langfristig mit hohen Risiken für UAE verbunden ist;
- eine Erleichterung für ein oftmals überfordertes Pflegepersonal im Umgang mit den Verhaltensstörungen der Heimbewohner bei Selbst- und Fremdgefährdung verspricht. Dies ist jedoch aufgrund des zusätzlichen Pflegezeitaufkommens zur »Bepflegung« der UAE mittelfristig ebenfalls ein Trugschluss;
- in exzessiven Dosierungen über längere Zeiträume als freiheitsentziehende Maßnahme des Heimbewohners gedeutet werden muss.

Die Pflegefachkräfte der Alteneinrichtungen werden verstärkt mit den schwersten medizinischen und menschlichen Aufgabenstellungen, wie Demenz, der Versorgung Sterbender und Multimorbidität konfrontiert. Durch den täglich wiederkehrenden Handlungsdruck in diesen Belastungssituationen wird den Instrumenten zur »nichtpharmakologischen« Bewältigung dieser Aufgaben oft nicht genügend Beachtung geschenkt. Ein Risikomanagement der Pharmakotherapie sollte diesen Umstand berücksichtigen und daher entsprechende gerontopsychiatrische Qualitätsstrukturen und Handlungsalternativen in den Einrichtungen anbieten.

5.4.2 Arzneimittelassoziierte Instabilität

Ein weiteres, häufig auftretendes Phänomen in der stationären Altenpflege ist die arzneimittelassoziierte Instabilität, die sich in Stürzen, Gangstörungen und Schwindel äußert. Dabei sind die Sturzursachen fast immer multifaktoriell, d. h. Arzneimittel und Arzneimittelinteraktionen tragen beim geriatrischen Patienten zur Sturzsymptomatik bei, sind jedoch selten die alleinige Ursache für Gangstörungen bzw. den Sturz. Vor allem zwei Faktoren spielen beim arzneimittelassoziierten Sturz eine Rolle: die kardiovaskulären und neurologischen Effekte der Antihypertensiva und der Psychopharmaka. Hier können beide Arzneistoffgruppen für sich oder auch in kumulativen pharmakodynamischen Interaktionen Einfluss auf die Stabilität des geriatrischen Patienten nehmen.

5.4.3 Das Phänomen der Polypharmazie (Synonyme: Polypharmakotherapie, Multimedikation)

Hochbetagte pflegebedürftige Senioren sind aufgrund ihrer Multimorbidität und der altersphysiologischen Veränderungen oft sehr empfindlich, was die Arzneimittelwirkungen anbelangt. So wirken manche Arzneistoffe wie z. B. Diazepam häufig erheblich länger als bei jüngeren Menschen. Die in den Arzneimitteln enthaltenen hochpotenten Wirkstoffe können für den einzelnen Patienten daher ein Segen oder ein Fluch sein. Kommen dazu dann noch mehr Wirkstoffe in den Körper, die auf vielfache Art und Weise miteinander interagieren können, entstehen für den Patienten immer größere Arzneimittelrisiken.

Wenn jeder Patient immer einen Arzt greifbar in seiner Nähe hätte, wie z. B. auf einer Intensivstation, wäre dies auch eigentlich nicht so gefährlich, denn man kann gegen fast jede Nebenwirkung ein weiteres Medikament geben. Da es diese Dichte an Ärzteversorgung aber nur in Ausnahmefällen gibt, entwickeln sich die von Field et al. oben schon beschriebenen hohen Arzneimittelrisiken.

Das Entstehen der Polypharmazie in stationären Alteneinrichtungen kann unter anderem auf …

- eine leitliniengerechte Pharmakotherapie, die zwar auf spezifische Indikationsgebiete ausgerichtet, aber nicht ohne Weiteres auf geriatrische Patienten mit Multimorbidität anwendbar ist (Boyd et al. 2005),
- unerwünschte Verschreibungskaskaden,

- eine unzureichend erfasste, beurteilte und kommunizierte Therapiebeobachtung,
- Doppelverschreibungen und Arzneimittelinteraktionen aufgrund einer unzureichenden Kommunikation zwischen Haus- und Fachärzten,
- eine unreflektierte »Nachbestellung« von Medikamenten im Routinebetrieb

zurückgeführt werden.

Daher entstehen etwa 50 Prozent und manchmal auch mehr potenziell vermeidbare UAE in stationären Alteneinrichtungen durch eine Überversorgung, d. h. durch zu viele oder zu hoch dosierte Arzneimittel. Sicherlich existiert hier auch eine Unterversorgung oder Fehlversorgung. Es ist jedoch in der geriatrischen Pharmakotherapie empfehlenswert, mindestens zeitgleich die Überversorgung der Patienten abzubauen, damit die UAE-Risiken sinken.

5.5   Risikomanagement – Was kann getan werden?

5.5.1   Versorgungsforschung und Pilotmodell

Die Apothekerkammer Nordrhein beauftragte 2012 den **Aufbau von Arzneimittelrisikomanagementsystemen in stationären Alteneinrichtungen** sowie deren Evaluation durch einen unabhängigen wissenschaftlichen Beirat. Folgende Institutionen beteiligten sich an der Evaluation: Geriatrie der Universität Witten/Herdecke, Institut für Epidemiologie, Sozialmedizin und Gesundheitsforschung der Medizinischen Hochschule Hannover, Landesinstitut für Gesundheit und Arbeit des Landes Nordrhein-Westfalen Abt. Inspektionen, MDK Nordrhein, Medizinischer Dienst des Spitzenverbandes Bund der Krankenkassen e. V. (MDS).

Insgesamt nahmen elf heimversorgende Apotheken und elf stationäre Alteneinrichtungen mit 1125 Heimbewohnern aus dem Kammergebiet Nordrhein teil. 723 Heimbewohner (64,3 Prozent von 1125) gaben ihr Einverständnis zur Studie. Die Benachrichtigung der Haus- und Fachärzte über die Teilnahme an der Versorgungsstudie erfolgte über die Ansprache der stationären Alteneinrichtung. Bei 101 Bewohnern wurden in zehn Monaten insgesamt 179 UAE durch ein standardisiertes Verfahren zur UAE-Detektion von den geriatrisch geschulten Apothekern und Pflegefachkräften erkannt. 48 Bewohner (47,5 Prozent von 101 Bewohnern) erlitten eine oder mehrere UAE, die durch eine Überversorgung, d. h. zu viele Arzneimittel oder eine zu hohe Dosis eines oder mehrerer Arzneimittel hervorgerufen wurde. In 136 Fällen (76,0 Prozent von 179 UAE) konnten die Haus- und Fachärzte die pflegerisch-pharmazeutischen Interventionen berücksichtigen.

Die UAE-Rate bei den eingeschriebenen Patienten konnte im Verlauf um 39 Prozent reduziert werden. Der Anteil arzneimittelassoziierter Stürze nahm im Beobachtungszeitraum um 34 Prozent ab. In 100 Fällen (55,9 Prozent von 179 UAE) wurde bei 57 Heimbewohnern der Gesundheitszustand verbessert oder eine Heilung der zugrunde liegenden arzneimittelassoziierten Erkrankung möglich.

5.5.2　Das VERIKO® Medikations- und Risikomanagementsystem

Das VERIKO®-System ist eine neue, erweitere Arzneimittelversorgungsform für stationäre Alteneinrichtungen, die an bereits bestehende Verhältnisse eng anknüpft. Die Entwicklung des Systems hat etwa sechs Jahre Forschung mit vielen hundert Pflegefachkräften, Apothekern, Ärzten und weiteren Fachleuten in Anspruch genommen. Seine Zielsetzung ist die berufsgruppenübergreifende Steuerung des gesamten Medikationsprozesses, sodass messbare und nachhaltige Win-Win-Situationen für alle beteiligten Patienten und Versorger entstehen. Im Zentrum steht dabei unmittelbar die Verbesserung der Lebensqualität der multimorbiden geriatrischen Patienten.

Das VERIKO®-System besteht aus drei ineinandergreifenden Elementen:
- Praxisschulungen der Berufsgruppen (Pflege, Apotheker, Ärzte),
- QM-Strukturen und -Prozesse sowie
- ein EDV-Risikoscreening.

In ihrer Gesamtheit ermöglichen sie ein hochwertiges, pflegezentriertes Medikations- und Risikomanagement. Im Idealfall können so ca. 80 Prozent aller vermeidbaren UAE und der damit verbundenen arzneimittelassoziierten Erkrankungen der Heimbewohner gesenkt werden.

Risikoscreening
Durch ein gezieltes, elektronisches Risikoscreening (VERIKO® Riskscan Patient) der gesamten Bewohner einer Einrichtung können die Risikopatienten für UAE mit einer hohen Treffgenauigkeit identifiziert werden. Die Erfahrung in der Versorgungspraxis zeigte, dass erst durch eine aufeinander abgestimmte Synergie zwischen einem elektronischen Risikoscreening und einem geriatrisch-pharmakologischen Assessment eine effiziente UAE-Detektion und Intervention möglich wird. Medikationsmanagementsysteme, die alle Heimbewohner berücksichtigen, benötigen für die Datenerhebungen, -erfassungen und Medikationsanalysen oft mehr als das 5- bis 10fache der Zeit und sind daher in der Regel zu kostspielig.

Erstellung der Risikoprofile
Die erkannten Risikopatienten werden in Visitenvorbereitungen von geriatrisch geschulten Apothekern und Pflegefachkräften besprochen.

Risikokommunikation

Die Ergebnisse werden anschließend als Risikoprofile an die behandelnden Ärzten weitergegeben.

Therapieanpassung

Die Ärzte entscheiden dann aufgrund der klinischen Befunde über eine Therapieanpassung.

Ergebnismessung

Die Interventionseffekte werden anhand der tatsächlichen Morbiditätsveränderungen der Heimbewohner gemessen und erfordern ggf. gezielte, sich zyklisch wiederholende arbeitsorganisatorische Eingriffe in den Medikationsprozess durch ein entscheidungsbefugtes Team. Weitere Effekte des VERIKO®-Systems sind Reduktionen der Polypharmazie, Optimierungen des Medikationsprozesses sowie Kompetenzsteigerungen der Versorger. Unnötige Pflegeleistungen am und durch das Medikament (Verwaltung, Anwendung und Dienstleistung durch vermeidbare unerwünschte Arzneimittelereignisse) können dadurch kosteneffizient rationalisiert werden.

Literatur

Ancelin, Marie L.; Artero, Sylvaine; Portet, Florence et al.: Non-degenerative mild cognitive impairment in elderly people and use of anticholinergic drugs: longitudinal cohort study. In: British Medical Journal (BMJ) 2006, vol. 332, S. 455–459

Beyer, Martin; Dovey, S.; Gerlach, F. M.: Fehler in der Allgemeinpraxis – Ergebnisse der internationalen PCISME-Studie in Deutschland. In: Zeitschrift für Allgemeinmedizin 2003, 79, S. 327–331; auch unter: http://www.jeder-fehler-zaehlt.de/lit/pub/fehler_in_der_allgemeinmedizin.pdf (1. 2. 2014)

Boyd, Cynthia M.; Darer, Jonathan; Boult, Chad et al.: Clinical Practice Guidelines and Quality of Care for Older Patients With Multiple Comorbid Diseases: Implications for Pay for Performance. In: Journal of the American Medical Association (JAMA) 2005, vol. 294, No. 6, S. 716–724

Field, Terry S.; Gurwitz, Jerry H.; Avorn, Jerry: Risk Factors for Adverse Drug Events Among Nursing Home Residents. In: Archives of Internal Medicine 13/2001, S. 1629–1634

Greene, Sandra B.; Williams, Charlotte E.; Hansen, Richard et al.: Nursing Home Medication Error Quality Initiative (MEQI). Report: Year 2. October 1, 2004 to September 30, 2005. Chapel Hill, North Carolina 2006; http://www.shepscenter.unc.edu/wp-content/uploads/2013/06/Nursing-Home-Medication-Error-Quality-Initiative-October-1-2004-%E2%80%93-September-30-2005.pdf (1. 2. 2014)

Gurwitz, Jerry H.; Field, Terry S.; Judge, James et al.: The incidence of adverse drug events in two large academic long-term care facilities. In: American Journal of

Medicine 2005, vol. 118, No. 3, S. 251–258; http://download.journals.elsevierhealth.com/pdfs/journals/0002-9343/PIIS0002934304007181.pdf (1. 2. 2014)

Hanke, Frank; Kohrt, Elisabeth; Hildebrand, Judith: Geriatrische Pharmazie. In: Deutsche Apotheker Zeitung 23/2010, S. 2590–2596

Reh, Meike; Hofmann, Werner: Medikationsfehleranalyse bei geriatrischen Patienten. In: Geriatrie Journal 1/2009, S. 34 f.; http://www.dggeriatrie.de/images/stories/Geriatrie_Journal/gj_0901.pdf (1. 2. 2014)

Thürmann, Petra; Jaehde, Ulrich; Hanke, Frank; Bernard, Simone; Schroeder, Friederike: Abschlussbericht im Auftrag des Bundesgesundheitsministeriums zum Projekt Arzneimitteltherapiesicherheit in Alten- und Pflegeheimen: Querschnittsanalyse und Machbarkeit eines multidisziplinären Ansatzes. Laufzeit 1. 1. 2009 bis 31. 7. 2010; https://www.uni-wh.de/fileadmin/media/g/medi/g_med_ls_klinische-pharmakologie/Pubs/Abschlussbericht_AMTS_in_Alten-_und_Pflegeheimen.pdf [2011] (1. 2. 2014)

Zelger, Georges L.; Hanke, Frank: Geriatrische Pharmazie. In: Jaehde, Ulrich; Radziwill, Roland; Kloft, Charlotte (Hrsg): Klinische Pharmazie – Grundlagen und Anwendung. Wissenschaftliche Verlagsgesellschaft, Stuttgart [3]2010, S. 383–398

6 RISIKOMANAGEMENT IN HAUSWIRTSCHAFT UND KÜCHE

Carola Reiner

Die professionelle Hauswirtschaft ist ein Arbeitsbereich, dessen Alltag von Kontrollen geprägt ist. Reinigungskontrollen, Kontrollen der Waschqualität, sensorische Kontrolle von zubereiteten Speisen etc. stehen neben diversen Kontrollen im Hygienebereich auf der Tagesordnung. Darüber hinaus sind die Verantwortlichen in der Hauswirtschaft daran gewöhnt, regelmäßig von zahlreichen externen Institutionen überprüft zu werden. Gesundheits- bzw. Veterinäramt, Amt für Lebensmittelüberwachung, Medizinischer Dienst, Heimaufsicht und Berufsgenossenschaften geben sich quasi die Klinke in die Hand.

Gleichzeitig entwickeln sich im hauswirtschaftlichen Bereich neben diesen externen Prüfsystematiken immer mehr Qualitätsmanagementsysteme auf Basis von Eigenkontrollen heraus. Systeme wie das HACCP-Konzept werden längst nicht mehr nur für den Verpflegungsbereich angewendet; sie werden mittlerweile auch in den anderen hauswirtschaftlichen Bereichen praktiziert. So wird die Absicht des Gesetzgebers, die Eigenverantwortung der im hauswirtschaftlichen Bereich tätigen Mitarbeiter zu stärken und zu fördern, in allen hauswirtschaftlichen (Teil-)Bereichen umgesetzt. Diese Absicht zeigt sich übrigens auch im Wandel von der Untersuchung nach Bundesseuchengesetz hin zur Belehrung von Mitarbeitern im Küchenbereich nach Infektionsschutzgesetz.

6.1 Das HACCP-Konzept bei der Lebensmittelverarbeitung

Das HACCP-Konzept (Hazard Analysis and Critical Control Points, Gefahrenanalyse und kritische Lenkungspunkte) ist ein von der NASA entwickeltes Qualitätsmanagementsystem, das auf einer Gefahrenanalyse und Eigenkontrollen basiert. Es dient dazu, im Sinne des Qualitätsmanagements sicherzustellen, dass alle Regeln der Lebensmittelhygiene eingehalten werden. So können Bewohner und Mitarbeiter vor schädigenden Einflüssen geschützt werden, die von verdorbenen Lebensmitteln ausgehen können. Gleichzeitig werden die Verpflichtungen nach der VO EG 852/2004 erfüllt, die ein solches System für alle Betriebe, die Lebensmittel produzieren, behandeln, verarbeiten und/oder in Verkehr bringen, verbindlich vorschreibt.

6.1.1 Die Systematik des HACCP-Konzepts

Egal, wie groß oder klein eine Küche ist, egal, wie viele Mahlzeiten in ihr produziert werden und egal, ob dies tagtäglich oder nur sporadisch geschieht, ein HACCP-Konzept folgt immer derselben Systematik:
1. Risikoanalyse
2. Bestimmung kritischer Kontrollpunkte
3. Festlegung von Grenzwerten
4. Überwachung der Kontrollpunkte
5. Definition und Durchführung von Korrekturmaßnahmen
6. Überprüfung des Systems
7. Dokumentation

1. Identifizierung auftretender Risiken
Erster Schritt zur Erstellung des HACCP-Konzepts ist die Risikoanalyse. Hier werden zunächst die Abläufe skizziert und die Prozessstufen dargestellt. Anschließend werden alle Prozessstufen systematisch auf mögliche Gefahren hin untersucht. Die Gefahren oder Risiken werden aufgelistet und man überlegt gleichzeitig, wie überprüft werden kann, ob der Risikofall eingetreten ist.

2. Bestimmung der kritischen Kontrollpunkte
Die Stelle im Prozess, an der eine Überprüfung stattfindet, nennt man Kontrollpunkt. Handelt es sich bei der möglichen Gefahr um etwas, das den Prozessablauf gravierend beeinträchtigen kann, muss die Kontrolle dokumentiert werden; man spricht von einem »kritischen Kontrollpunkt«. Hierfür sind Dokumente, wie zum Beispiel Checklisten, zu erstellen. Wird die möglicherweise eintretende Gefahr nicht als für den Prozessablauf gravierend eingeschätzt, muss die Kontrolle nicht dokumentiert werden. Man spricht dann lediglich von einem »Kontrollpunkt«.

3. Festlegung von Grenzwerten
Ob eine Gefahr eingetreten ist oder nicht, kann anhand von Grenzwerten festgestellt werden, die vorab definiert sind. Meist – wie auch im folgenden Beispiel – handelt es sich um gesetzlich vorgeschriebene Grenzwerte.

Praxisbeispiel

Sinkt die Kerntemperatur von Eierspeisen auf unter 60 °C, nähert sich die Temperatur allmählich einem Bereich, in dem sich Keime ungebremst vermehren. Eine Gefahr ist also eingetreten. Dasselbe gilt für Lagertemperaturen von kühlpflichtigen Lebensmitteln. Hier lassen sich Grenzwerte festlegen, ab denen (wenn sie über- oder unterschritten werden) gehandelt werden muss.

4. Überwachung der Kontrollpunkte

Die zuvor festgelegten Grenzwerte werden nun im Alltag überwacht. Dies geschieht anhand von Kontrollen, die, wie bereits oben erwähnt, teils dokumentiert werden. Einige Kontrollen, wie zum Beispiel die persönliche Hygiene der Mitarbeiter oder das Einhalten der Rein-Unrein-Trennung während des Arbeitsprozesses, werden von der verantwortlichen Küchenleitung zwar im Alltag ebenfalls durchgeführt, im Normalfall jedoch nicht dokumentiert.

5. Definition und Durchführung von Korrekturmaßnahmen

Als nächstes gilt es, Maßnahmen zu definieren, die den möglichen Gefahren begegnen. Diese Maßnahmen können ganz unterschiedlich sein – je nach eingetretener Gefahr.

Einige Beispiele:

- Nacherhitzen von Speisen, wenn die Ausgabetemperatur den Grenzwert unterschritten hat;
- Kühlen von Lebensmitteln, die bei der Warenannahme eine zu hohe Temperatur aufweisen;
- Zurückweisen von Lebensmitteln, die bei der Warenannahme eine zu hohe Temperatur aufweisen;
- Entsorgung von Speisen, die eine vorher festgelegte Warmhaltezeit überschritten haben;
- etc.

Werden Kontrollen dokumentiert und hierfür Dokumentationslisten erstellt, ist es sinnvoll, die zu ergreifenden Maßnahmen direkt mit auf der Liste aufzuführen. Dann wissen die Mitarbeiter, die die Kontrollen durchführen, gleich, was zu tun ist.

6. Überprüfung des Systems (Verifikation)

Ist das HACCP-Konzept etabliert, muss es fortan in regelmäßigen Abständen (meistens einmal pro Jahr) auf seine Wirksamkeit hin überprüft werden.

7. Dokumentation

Dieser Punkt, das Erstellen der Dokumentationslisten für die Überwachung der (kritischen) Kontrollpunkte, wird in der Fachliteratur und in der Durchführungsverordnung stets als siebte Stufe des HACCP-Konzepts aufgeführt. Logisch im Sinne des praktischen Ablaufs wäre es jedoch, diesen Punkt als sechste Stufe aufzuführen, denn zeitlich gesehen findet er natürlich vor der Verifikation statt.

6.1.2 Ein Beispiel: Muster-Gefahrenanalyse nach HACCP für eine Wohngruppenküche mit Selbstversorgung

In Großküchen sind HACCP-Konzepte längst etabliert. Etwas schwerer tun sich Einrichtungen, die nach dem Hausgemeinschaftskonzept oder in ähnlichen kleingruppigen Einheiten konzipiert sind und in denen die Kleingruppen ihre Versorgung mit Speisen und Getränken ganz oder teilweise selbst übernehmen. Die Gefahren, die in einer solchen Kleinküche im Zusammenhang mit der Verarbeitung von Lebensmitteln auftreten können, sind natürlich dieselben wie die in einer Großküche, denn Lebensmittelverderb ist keine Frage der Menge.

Als Beispiel für eine HACCP-Gefahrenanalyse wurde aus diesem Grund eine Wohngruppenküche mit Selbstversorgung durch Mitarbeiter und Bewohner gewählt.

Beschreibung

In den Gruppenküchen werden sämtliche Mahlzeiten von hauswirtschaftlichen Mitarbeitern zubereitet. Bewohner unterstützen die Mitarbeiter dabei. Sämtliche Lebensmittel werden selbst eingekauft bzw. bei Lieferanten direkt bestellt und von diesen angeliefert.

Erste Prozessstufe: Speiseplanung

Gefahren:

- Auswahl von Speisen, die für Personen mit erhöhtem Infektionsrisiko nicht geeignet sind
- Auswahl von Speisen, die nicht in die Saison passen
- Auswahl von Speisen, die anderen Kriterien der Speiseplanung (Regionalität, Preis, Ernährungsphysiologie, Geschmack der Zielgruppe) nicht entsprechen

Kontrollpunkte:

- Sind folgende Lebensmittel im Speiseplan enthalten?
  - Speisen vom Vortag
  - Rohmilch und Rohmilchprodukte
  - frisches Mett, Tartar u. Ä.
  - weiche Frühstückseier, Spiegeleier und Rührei
  - selbst hergestelltes Speiseeis
  - rohe Fleischzuschnitte
  - streichfähige, schnell gereifte Rohwürste
  - unverarbeitete Fischereierzeugnisse oder Schalentiere
  - kaltgeräucherte Fischereierzeugnisse, gebeizter Lachs
  - vorgeschnittene Salate, Sprossen
- Sind alle Lebensmittel aus regionaler Produktion?
- Entsprechen die angebotenen Speisen dem Geschmack der Bewohner?

- Wird das Budget eingehalten?
- Ist das Lebensmittelangebot ernährungsphysiologisch ausgewogen?

Maßnahmen:
- Vermeidung der oben genannten Lebensmittelgruppen
- Einkauf von Produkten aus regionaler Produktion
- Einbeziehen der Bewohner in die Speiseplanung
- Definieren eines Budgets für Lebensmittel
- Erstellen eines Wochenspeiseplans in Anlehnung an die Kriterien der »Bremer Checkliste«[12]

Zweite Prozessstufe: Einkauf

Gefahren:
- Falsche Bestell- bzw. Einkaufsmenge (zu viel: Überlagerung und Verderb der Ware, zu wenig: Essen reicht nicht)
- Auswahl eines ungeeigneten Lieferanten bzw. Geschäfts (unzuverlässig, hygienisch bedenklich, kein HACCP-Konzept, zu teuer)

Kontrollpunkte:
- Orientieren sich die Bestell- bzw. Einkaufsmengen am tatsächlichen Bedarf?
- Sind die ausgewählten Lieferanten bzw. Geschäfte zuverlässig, preislich im Rahmen, hygienisch zuverlässig, arbeiten sie nach einem HACCP-Konzept?

Maßnahmen:
- Erstellen von Rezepturen zur Ermittlung der Bestellmengen
- Auswahl der Lieferanten anhand der oben genannten Kriterien
- Ansetzen derselben Kriterien bei der Auswahl der Geschäfte, in denen selbst einge-kauft wird

Dritte Prozessstufe: Lebensmittellieferung – Belieferung durch externe Lieferanten

Gefahren:
- Zu frühe/zu späte Lieferung der Lebensmittel
- Lieferung der Lebensmitteln in falscher Menge, Qualität oder Art
- Unterbrechen der Kühlkette während des Transports/bei Anlieferung

Kritischer Kontrollpunkt:
- Warenanlieferung

---

[12] Die »Bremer Checkliste« wurde vom Bremer Institut für Präventionsforschung und Sozialmedizin entwickelt und dient primär Kindertagesstätten als Orientierung für die Gestaltung des Wochenspeiseplans und des täglichen Mittagessens. Sie lässt sich aber auch sehr gut auf die ausgewogene Ernährung von Erwachsenen anwenden.

Maßnahme:

- Wareneingangskontrolle
- Durchführung durch Hauswirtschafts-Mitarbeiter

Dokument:

- Checkliste Temperaturprüfung Anlieferung

Dritte Prozessstufe: Lebensmittellieferung – Lieferung bei eigenem Einkauf

Gefahren:

- Zu frühe/zu späte Lieferung der Lebensmittel
- Lieferung der Lebensmitteln in falscher Menge, Qualität oder Art
- Unterbrechen der Kühlkette während des Transports/bei Anlieferung

Kritischer Kontrollpunkt:

- Warenanlieferung

Maßnahme:

- Wareneingangskontrolle beim Einlagern
- Durchführung durch diejenige Person, die die Waren eingekauft hat

Dokument:

- Checkliste Temperaturprüfung eigener Einkauf

Vierte Prozessstufe: Lebensmittellagerung

Gefahren:

- Zu hohe/zu tiefe Lagertemperatur
- zu lange Lagerdauer
- Kontamination der Lagerräume bzw. Schränke/Kühlschränke
- Kreuzkontaminationen bei der gemeinsamen Lagerung verschiedener Lebensmittel
- Schädlingsbefall

Kritischer Kontrollpunkt:

- Reinigungszustand Lagerräume/Schränke/Kühlschränke
- Lagerdauer
- Lagertemperatur

Maßnahme:

- Regelmäßige Reinigung der Lagerräume/Schränke/Kühlschränke
- Beschriftung von Anbrüchen mit dem Anbruchdatum
- Kontrolle der Lagertemperaturen
- Kontrolle auf Schädlingsbefall
- Durchführung durch Betreuungskraft

Dokument:

- Reinigungsplan (für Wohngruppenküchen)

Fünfte Prozessstufe: Mahlzeitenproduktion

Gefahren:

- Falscher Umgang mit Lebensmitteln
- Kreuzkontaminationen bei der Verarbeitung von unterschiedlichen Lebensmittel-
gruppen
- Kontamination von Gegenständen

Kritischer Kontrollpunkt:

- Umgang mit Lebensmitteln

Maßnahme:

- Erstellen von Rezepturen mit Hygienehinweisen für kritische Lebensmittel
- Überprüfen der Kerntemperaturen bei hygienisch bedenklichen Lebensmitteln
- Schulung der Hauswirtschaftskräfte im Umgang mit leicht verderblichen Lebens-
mitteln (Fachkundeschulung)

Dokument:

- Dokumentation der Kerntemperaturen bei der Verarbeitung von leicht verderblichen Lebensmitteln
- Dokumentation der Teilnahme an einer Fachkundeschulung nach Durchführungsverordnung

Sechste Prozessstufe: Entsorgung

Gefahren:

- Kreuzkontaminationen durch falsche Lagerung des Mülls
- Schädlingsbefall

Kontrollpunkt:

- Mülltrennung
- Lagerung des Nassmülls

Maßnahme:

- Erstellen eines Entsorgungsplans
- Mülltrennung
- Durchführung: alle Personen, die mit Lebensmitteln umgehen

Siebte Prozessstufe: Reinigung, Spülen

Gefahren:

- Kontamination von Frischware durch verunreinigte Arbeits- oder Lagerflächen bzw. Arbeitsmittel (z. B. Geschirr)
- mangelhafte Beseitigung von Keimen durch zu geringe Spültemperatur

Kritischer Kontrollpunkt:

- Durchführung der Reinigung
- Reinigungsergebnis
- Temperatur der Spülmaschinen

Maßnahme:

- Erstellen eines Reinigungsplans
- Kontrollen des Reinigungsergebnisses
- Abklatschuntersuchungen
- Wartung der Spülmaschine

Dokument:

- Reinigungsdokumentation Gruppenküche
- Durchführung: Betreuungskräfte

Wichtig in allen Prozessstufen: Persönliche Hygiene!

Gefahren:

- Mangelnde persönliche Hygiene der Personen, die Lebensmittel verarbeiten
- Kontamination von Gegenständen und Lebensmitteln durch Personen mit Infektionen

Kritischer Kontrollpunkt:

- Verhalten der Personen, die Lebensmittel verarbeiten
- Schulungsdokumentation

Maßnahmen:

- Jährliche Belehrung nach § 43 Infektionsschutzgesetz (IfSG)
- Durchführung von Fachkundeschulungen nach Durchführungsverordnung
- Kontrolle der Mitarbeiter
- Durchführung durch Hauswirtschaftsleitung, Hygienebeauftragte und ggf. Externe

6.2   Das RABC-Konzept bei der Textilpflege

Hinter der Abkürzung RABC verbirgt sich ein wahrer Zungenbrecher: **R**isiko-**A**nalyse-**B**io-**C**(K)ontaminations-Kontrollsystem.

Dabei handelt es sich in der Praxis um nichts, was wir nicht schon aus dem Bereich Lebensmittelhygiene kennen: ein Eigenkontrollsystem, das auf einer Gefahren- oder Risikoanalyse basiert. Vielerorts wird das System RABC daher auch als »HACCP-Konzept für den Wäschebereich« bezeichnet.

Doch anders als im Lebensmittelbereich ist das System RABC für Wäschereien nicht gesetzlich vorgeschrieben, sondern seine Anwendung ist eine freiwillige Maßnahme zur Qualitätssicherung. Es basiert auf dem europäischen Standard EN 14065 (Textilien – In Wäschereien aufbereitete Textilien – Kontrollsystem Biokontamination. Deutsche Fassung: EN 14065:2002).

6.2.1   Die Systematik des RABC-Konzepts

Ebenso wie beim HACCP-Konzept wird zunächst eine Prozessbeschreibung erstellt, anhand derer eine Risikoanalyse durchgeführt werden kann. Dabei werden die möglichen Risiken nicht nur aufgelistet, sondern bezüglich der Wahrscheinlichkeit ihres Eintretens und ihrer Folgen bewertet: Als niedrig bewertete Risiken können hingenommen werden, wohingegen als hoch bewertete Risiken risikominimierende Maßnahmen erforderlich machen.

Wie beim HACCP-Konzept werden nun diese Maßnahmen definiert und Dokumente (Listen) für ihre Dokumentation erarbeitet. »Rund« wird das RABC-Konzept durch eine regelmäßige Überprüfung seiner Wirksamkeit.

6.2.2   Ein Beispiel: Der Wäschekreislauf in der RABC-Risikoanalyse

Im folgenden Beispiel sind exemplarisch einige Stationen im Wäschekreislauf aufgeführt, anhand derer man die Vorgehensweise der RABC-Risikoanalyse erkennen kann.

Tabelle 6.1: Risikoanalyse Wäschekreislauf

Station im Wäschekreislauf	Beteiligte Personen	Ort	Gefahr	Gefahr für wen bzw. wofür?	Risikoeinschätzung		Risikominimierende Maßnahme
					gering	hoch	
Schmutzwäsche sammeln	Bewohner, Mitarbeiter	Wohngruppe	Falschsortierung und dadurch Schäden an der Wäsche	Wäsche		X	Sortiersystem definieren, gezieltes Nachsortieren in der Wäscherei
Infektiöse Schmutzwäsche sammeln	Mitarbeiter	Wohngruppe	Keimübertragung auf andere Wäsche, Umgebung u. Mitarbeiter	Wäsche, Mitarbeiter		X	Sammeln bereits im Bewohnerzimmer
Schmutzwäsche transportieren	Mitarbeiter	Wohngruppe, Treppenhaus / Aufzug, Wäschereibereich	Kontamination der Umgebung durch Keime aus der Wäsche	Mitarbeiter, Bewohner, Umgebung	X		
Infektiöse Schmutzwäsche transportieren	Mitarbeiter	Wohngruppe, Treppenhaus / Aufzug, Wäschereibereich	Kontamination der Umgebung durch Keime aus der Wäsche	Mitarbeiter, Bewohner, Umgebung		X	Transport im Doppelsackverfahren
Schmutzwäsche lagern	Mitarbeiter	Wäschereibereich	Kontamination der Umgebung durch Keime aus der Wäsche	Umgebung	X		
			Bildung von Stockflecken bei feuchter Wäsche	Wäsche	X		
Infektiöse Schmutzwäsche lagern	Mitarbeiter	Wäschereibereich	Kontamination der Umgebung durch Keime aus der Wäsche	Umgebung		X	Infektiöse Wäsche nicht lagern, sofort bearbeiten

6.3   Hauswirtschaftliche Betreuung: Mit der Gefahrenanalyse Unmögliches möglich machen

Viele Altenhilfe-Einrichtungen setzen im hauswirtschaftlichen Bereich auf das Konzept der »hauswirtschaftlichen Betreuung«. Dabei sollen Bewohner, die dies möchten, ihren Fähigkeiten und Neigungen entsprechend am hauswirtschaftlichen Alltagsgeschehen beteiligt werden oder zumindest bei hauswirtschaftlichen Tätigkeiten anwesend sein.

Vielerorts wird dies aus Hygienegründen und/oder aus Gründen des Unfallschutzes kritisch gesehen. Doch auch hier kann ein auf einer Risikoanalyse basierendes Konzept Sicherheit bringen.

Praxisbeispiel

Der von Demenz betroffene Josef K. zieht bereits kurz nach Erreichen des Rentenalters ins Heim. Körperlich noch fit, aber geistig nicht in der Lage, alleine im Alltag zurecht zu kommen, sucht er nach einer Betätigung. Diese soll ihm im Heim nicht nur Beschäftigung, sondern vor allem Struktur geben.

Eine geeignete Beschäftigungsmöglichkeit ist schnell gefunden: Da er jahrzehntelang in der Landwirtschaft gearbeitet hat und frühes Aufstehen gewohnt ist, findet er Gefallen an den Arbeitszeiten der Großküche. Noch vor den Mitarbeitern, deren Frühdienst um 6 Uhr morgens beginnt, steht Jupp, wie er von allen liebevoll genannt wird, an der Küchentür. Bekleidet ist er mit seiner »alten« Arbeitskleidung: blaue Hose, blaue Jacke, feste Schuhe und Hut. Beim »Dienst« in der Küche angekommen, schält er den lieben langen Tag Kartoffeln. Von Hand, nur mit einem Küchenmesser. Und dabei erzählt er und unterhält alle, die in seine Nähe kommen, mit seinen Geschichten. Hat man keine Zeit mehr zum Zuhören und geht weiter, spricht er weiter, als wäre noch jemand in der Nähe.

Kartoffeln kann Jupp schälen, ohne hinzuschauen. Geschnitten hat er sich noch nie und die Schälqualität ist besser als bei jeder Kartoffelschälmaschine. Die gibt es in der Küche auch, doch sie wurde schon lange nicht mehr benutzt. Denn Jupp kennt kein Wochenende und keinen Feiertag, er ist immer da. Doch das macht nichts, Kartoffeln gibt es immer zu schälen. Hygieneprobleme gibt es keine. Arbeitskleidung tragen, Hände waschen, essen nur im Aufenthaltsraum in den Pausen und bei Krankheiten die Küche nicht betreten – diese Regeln kennt Jupp, solange er denken kann. Außerdem ist er es gewohnt, sich nach der Chefin zu richten. Ob das nun die Bäuerin auf dem Hof oder die Küchenleiterin im Heim ist, macht für ihn keinen Unterschied.

6.3.1   Systematisches Vorgehen

Es lassen sich viele solcher Beispiele finden. In jeder Einrichtung gibt es Bewohnerinnen und Bewohner, die Interesse daran haben, kleinere oder größere Arbeiten des Alltags regelmäßig oder außer der Reihe durchzuführen. Diese Beschäftigungen beleben ihren Alltag, schaffen Abwechslung, wecken Erinnerungen, vermitteln das Gefühl, noch etwas zustande zu bringen und fördern das Wohlbefinden – im Rahmen der Biografiearbeit sind sie oft ein wichtiger Bestandteil. Selbstverständlich darf niemand zu hauswirtschaftlichen Tätigkeiten gezwungen werden, der daran kein Interesse hat. Doch wer gern aktiv werden möchte, soll nicht durch Hygienebefürchtungen oder wegen vermeintlicher Unfallgefahren daran gehindert werden.

Ergeben sich Aktivitäten einzelner Bewohner wie oben beschrieben oder soll eine hauswirtschaftliche Mitarbeit angeregt werden (wie zum Beispiel gemeinsam Weihnachtsplätzchen backen), sollte eine schriftliche Gefahrenanalyse durchgeführt werden, die die folgenden Aspekte/Fragen fokussiert und beantwortet.

Muster-Gefahrenanalyse für hauswirtschaftliche Angebote an Bewohner

- Titel des Angebots
- Ziel des Angebots: Was wollen Sie mit dem Angebot erreichen?
- Zielgruppe: Wen wollen Sie mit dem Angebot erreichen?
- Aktion/regelmäßiges Angebot
- Beschreibung des Angebots
- Beteiligte Personen/Mitarbeiter
- Benötigte Hilfsmittel
- Raum, in dem das Angebot stattfindet
- Gefahrenanalyse: Was kann passieren und wie können wir das verhindern?
- Welche organisatorischen Dinge müssen im Vorfeld erledigt werden?

6.3.2 Beispiele für Gefahrenanalysen hauswirtschaftliche Mitarbeit

Titel des Angebots:
Kochgruppe

Ziel des Angebots (Was wollen Sie mit dem Angebot erreichen?)**:**
Wecken und Stimulierung von Erinnerungen, Aktivierung der Bewohner, Basale Stimulation®

Zielgruppe (Wen wollen Sie mit dem Angebot erreichen?)**:**
Bewohner mit und ohne Demenz

Aktion/regelmäßiges Angebot:
Festes Angebot, einmal wöchentlich

Beschreibung des Angebots:
Herstellung von einfachen, regionalen Gerichten in der Wohnbereichsküche unter Einbeziehung der Bewohner, die dazu Lust haben und in der Lage sind

Beteiligte Personen/Mitarbeiter:
MA der Küche (Bereitstellung der Lebensmittel und ggf. Küchengerätschaften, ggf. Rezepte bereitstellen), Betreuungskräfte (Durchführung der Kochaktion)

Benötigte Hilfsmittel:
Küchengeräte der Wohnbereichsküche, Kochutensilien, Rezeptur, Zutaten (Lebensmittel)

Raum, in dem das Angebot stattfindet:
Wohnbereichsküche

Gefahrenanalyse (Was kann passieren und wie können Sie das verhindern?)**:**
- Mangelnde Hygiene bei der Zubereitung
  Maßnahme: Zubereitung/Vorbereitung leicht verderblicher (kritischer) Lebensmittel durch unterwiesene Mitarbeiter, Hygieneschulung für alle beteiligten Mitarbeiter, gute Händehygiene bei allen Beteiligten (auch bei mithelfenden Bewohnern, ggf. gemeinsames Händewaschen)
- Brandgefahr (heiße Töpfe etc. auf dem Tisch)
  Maßnahme: Unterlage aus hitzefestem Material verwenden (z.B. Keramikplatte)
- Verbrennungsgefahr beim Hantieren mit Herd und Backofen
  Maßnahme: Topflappen verwenden, Bewohner beaufsichtigen

Welche organisatorischen Dinge müssen im Vorfeld erledigt werden?
- Absprache mit Pflege und Betreuung
- Utensilien und Lebensmittel bereitstellen
- Bewohner informieren/einladen

Titel des Angebots:
Waffeln backen auf dem Wohnbereich

Ziel des Angebots (Was wollen Sie mit dem Angebot erreichen?**):**
Sinne anregen, Anregen zum Essen

Zielgruppe (Wen wollen Sie mit dem Angebot erreichen?):
Alle Bewohner

Aktion/regelmäßiges Angebot:
Einmaliges Angebot/Aktion

Beschreibung des Angebots:
In der Wohnbereichsküche bzw. im Speiseraum des Wohnbereichs werden zur Kaffeezeit Waffeln gebacken, die mit Kirschen und Sahne zu Kaffee oder Tee verzehrt werden. Ggf. können sich Bewohner am Waffeln backen beteiligen.

Beteiligte Personen/Mitarbeiter
MA der Küche (Zubereiten des Waffelteigs), MA Hauswirtschaft/Pflege/Sozialdienst/Betreuungskräfte/ggf. Ehrenamtliche (Waffeln backen, Begleitung und Betreuung Bewohner)

Benötigte Hilfsmittel:
Waffeleisen, Schüssel mit Waffelteig, Sahnebereiter, Schüssel mit Kirschsoße, Kaffeegeschirr, Vorlegebesteck, Servietten, Kaffee, hitzebeständige Unterlage für Waffeleisen, Topflappen, kleiner Eimer mit Reinigungslösung, Reinigungstuch, Geschirrtuch

Raum, in dem das Angebot stattfindet:
Wohnbereichsküche/Speiseraum auf dem Wohnbereich

Gefahrenanalyse (Was kann passieren und wie können Sie das verhindern?)**:**
- Mangelnde Hygiene bei der Zubereitung
  Maßnahme: Zubereitung/Vorbereitung des Waffelteigs, der Sahne und der Kirschsoße durch die Großküche, Hygieneschulung für alle beteiligten Mitarbeiter und Ehrenamtliche, gute Händehygiene bei allen Beteiligten (auch bei mithelfenden Bewohnern, ggf. gemeinsames Händewaschen)
- Brandgefahr (Waffeleisen auf dem Tisch)
  Maßnahme: Unterlage aus hitzefestem Material verwenden (z.B. Keramikplatte)
- Verbrennungsgefahr bei Benutzung des Waffeleisens
  Maßnahme: Topflappen verwenden, Bewohner beaufsichtigen

Welche organisatorischen Dinge müssen im Vorfeld erledigt werden?
- Termin mit Pflege und Betreuung absprechen
- Zutaten und Waffeleisen in der Großküche vorbestellen
- Personalplanung
- Utensilien bereitstellen
- Bewohner einladen

Titel des Angebots:
Wäsche falten

Ziel des Angebots (Was wollen Sie mit dem Angebot erreichen?)**:**
Beteiligung der Bewohner an Alltagstätigkeiten, Erinnerungen wecken, sinnvolle Tätigkeit ausüben

Zielgruppe (Wen wollen Sie mit dem Angebot erreichen?)**:**
Bewohner mit und ohne Demenz

Aktion/regelmäßiges Angebot:
Festes Angebot, dreimal pro Woche

Beschreibung des Angebots:
Montag, Mittwoch und Freitag von 9:00 bis 10:00 Uhr falten interessierte Bewohner Handtücher, Reinigungstücher etc. im Wäschereibereich

Beteiligte Personen/Mitarbeiter:
MA der Wäscherei, Betreuungskräfte

Benötigte Hilfsmittel:
Tücher, die gefaltet werden sollen, Wäschekörbe, Legetisch

Raum, in dem das Angebot stattfindet:
Bereich der Waschküche/Wäscherei

Gefahrenanalyse (Was kann passieren und wie können Sie das verhindern?)**:**
- Mangelnde Hygiene beim Wäschefalten
  Maßnahme: Hygieneschulung für alle beteiligten Mitarbeiter, gute Händehygiene bei allen Beteiligten (auch bei mithelfenden Bewohnern, ggf. gemeinsames Händewaschen), Beaufsichtigung der Bewohner

Welche organisatorischen Dinge müssen im Vorfeld erledigt werden?
- Absprache mit Pflege und Betreuung
- Textilien bereitstellen
- Bewohner informieren/einladen

Titel des Angebots:
»Autoreparatur«

Ziel des Angebots (Was wollen Sie mit dem Angebot erreichen?)**:**
Beschäftigung speziell für Männer mit Demenz

Zielgruppe (Wen wollen Sie mit dem Angebot erreichen?)**:**
Männer mit leichter bis mittlerer Demenz

Aktion/regelmäßiges Angebot:
Festes Angebot, einmal wöchentlich

Beschreibung des Angebots:
Ein von allen »gefährlichen« Teilen befreites Schrottauto steht im Garten der Einrichtung.
Bewohner können daran schrauben, es waschen etc.

Beteiligte Personen/Mitarbeiter:
MA der Haustechnik, Einrichtungsleitung, engagierte Angehörige, Betreuungskräfte

Benötigte Hilfsmittel:
Schrottauto, Werkzeugkasten, Eimer, Wasser, Schwämme

Raum, in dem das Angebot stattfindet:
Garten

Gefahrenanalyse (Was kann passieren und wie können Sie das verhindern?)**:**
• Verletzungen durch Umgang mit Werkzeug
  Maßnahme: »Arbeiten« am Auto nur unter Aufsicht, maximal zwei Bewohner pro Mitarbeiter
• Umweltbeeinträchtigung durch auslaufende Stoffe
  Maßnahme: Entfernen aller Flüssigkeiten wie Öl, Benzin, Bremsflüssigkeit etc. vor dem Aufstellen des Schrottautos im Garten

Welche organisatorischen Dinge müssen im Vorfeld erledigt werden?
• Absprache mit Pflege und Betreuung
• Beschaffen des Schrottautos
• Entfernen aller für Bewohner und Umwelt gefährlicher Bestandteile
• Bewohner informieren/einladen

Literatur

Textilien – In Wäschereien aufbereitete Textilien – Kontrollsystem Biokontamination.
  Deutsche Fassung: EN 14065:2002
Verordnung (EG) Nr. 852/2004 des Europäischen Parlaments und des Rates vom
  29. April 2004 über Lebensmittelhygiene; http://eur-lex.europa.eu/LexUriServ/
  LexUriServ.do?uri=OJ:L:2004:139:0001:0054:de:PDF (1. 2. 2014)

RISIKOMANAGEMENT UND ANFORDERUNGEN AN ARBEITSSICHERHEIT UND GESUNDHEITSSCHUTZ

Stefan Baars

Der folgende Beitrag stellt zunächst die Bedeutung von Arbeitssicherheit und Gesundheitsschutz für stationäre Altenpflegeeinrichtungen heraus und beschreibt dann die erforderlichen Komponenten eines Risikomanagements für diesen Bereich.

7.1 Risiken für Beschäftigte in der stationären Altenpflege

Arbeit in der stationären Altenpflege ist traditionell durch eine Reihe von gesundheitlichen Risiken gekennzeichnet. Hierzu gehören Belastungen des Muskel-Skelett-Systems durch Transfers oder ungünstige Körperhaltungen bei Pflegetätigkeiten, aber auch Belastungen der Haut der Hände durch Kontakt mit Desinfektionsmitteln und Feuchtigkeit sowie beim Tragen von flüssigkeitsdichten Handschuhen. Vergleichbare Belastungen finden sich auch in der Küche und im Reinigungsdienst. Bei Pflegetätigkeiten muss außerdem mit Kontakt zu Infektionserregern gerechnet werden. Dies gilt insbesondere bei Kontakt zu Blut oder Ausscheidungen. Hinzu kommen Belastungen durch Arbeit im Schichtdienst, insbesondere durch Nachtschichten. Die Konfrontation mit menschlichem Leid und Tod ist unvermeidbar. Hinzu können Gewalterfahrungen und eine Vielzahl weiterer psychischer Belastungsfaktoren kommen. An Bedeutung haben in den letzten Jahren Belastungen gewonnen, die sich aus dem zunehmenden Dokumentationsaufwand ergeben. Dieser geht insbesondere auch zu Lasten der für die Zuwendung zum Bewohner zur Verfügung stehenden Zeit. Auch der vielfach bereits jetzt schon bestehende Mangel an qualifiziertem Personal führt zwangsläufig zu einer Verdichtung der Arbeit. Dieser Trend wird sich vor dem Hintergrund der demografischen Entwicklung in Zukunft noch verstärken. Dazu kommt eine Zunahme des Anteils an demenzbetroffenen Bewohnern sowie von Bewohnern aus anderen Kulturkreisen. Der Fachkräftemangel wird auch dazu führen, dass auf Mitarbeiterseite ebenso vermehrt Menschen mit anderem sprachlichen und kulturellen Hintergrund integriert werden müssen. Daraus ergeben sich Chancen, aber auch neue Herausforderungen und ggf. Belastungen.

Insgesamt haben die gesundheitlichen Belastungen in Pflegeeinrichtungen in den letzten Jahren eher zugenommen. Diese Entwicklung bleibt nicht folgenlos: Beispielweise klagen 40 Prozent der Pflegekräfte häufig über Müdigkeit, Mattigkeit oder Erschöpfung, 46 Prozent über Verspannungen oder Verkrampfungen und 46 Prozent über Rückenschmerzen, meist in direktem Zusammenhang mit der Arbeit. Die Krankenstände im Gesundheitswesen liegen im Vergleich um rund 20 Prozent über dem Durchschnitt aller Branchen. Die psychische Gesundheit von Altenpflegekräften liegt um 12 Prozent, die physische Gesundheit um 4 Prozent unter dem Durchschnitt der berufstätigen deutschen Gesamtbevölkerung (Berger et al. 2002). Die Zahl der psychosomatischen Erkrankungen bei Beschäftigten in der Altenpflege übersteigt diejenige der Gesamtbevölkerung um über 40 Prozent. Die wenigsten Pflegenden halten es länger als zehn Jahre im Beruf aus. Über 15 Prozent denken häufig an einen vorzeitigen Berufsausstieg (Hasselhorn 2004).

Daraus ergeben sich natürlich auch Folgen für die noch Gesunden: Um kranke Kolleginnen und Kollegen zu ersetzen, müssen sie noch mehr leisten. Das bedeutet Überstunden, reduzierte Erholungszeiten und ständige Überforderung und Überlastung. Und damit steigt letztendlich wieder das Risiko für krankheitsbedingten Ausfall, Frühverrentung oder vorzeitigen Ausstieg aus dem Beruf.

Aus dieser Entwicklung resultieren zwangsläufig auch Risiken für den Betrieb: Krankheitsausfälle und ein Mangel an qualifiziertem motivierten Personal beeinträchtigen die Qualität der Pflege und den Ruf der Einrichtung, erschweren die Rekrutierung von Personal, führen zu unzureichender Auslastung und gefährden letztendlich die wirtschaftliche Existenz der Einrichtung.

Staat und die Träger der gesetzlichen Unfallversicherung (Berufsgenossenschaften, Unfallversicherungsträger (UVT)) haben eine Reihe von Vorschriften zu Arbeitssicherheit und Gesundheitsschutz erlassen, die zu berücksichtigen sind. Ihre Nichtbeachtung gefährdet nicht nur die Gesundheit der Beschäftigten, sondern kann zu Ordnungswidrigkeits- oder Strafverfahren, aber auch Regressforderungen führen.

Im Rahmen des Risikomanagements müssen daher die gesundheitlichen Risiken für Beschäftigte und die wirtschaftlichen Risiken für den Betrieb reduziert und Arbeitsschutzvorschriften eingehalten werden. Mit einem erfolgreichen Risikomanagement lassen sich Mitarbeiterzufriedenheit, Mitarbeitermotivation, Mitarbeiterrekrutierung, Pflegequalität und Wirtschaftlichkeit erhalten und steigern.

7.2 Einführen eines Risikomanagements zu Arbeitssicherheit und Gesundheitsschutz

Die grundsätzlichen Strukturen jedes Risikomanagement-Systems finden sich auch im Arbeitsschutz wieder. Nach Identifizierung der relevanten Risiken müssen anhand der festzulegenden Zielvorgaben Maßnahmen geplant und umgesetzt sowie deren Wirksamkeit überprüft und ggf. Verbesserungen veranlasst werden (PDCA-Zyklus[13]).

---

[13] Der PDCA-Zyklus ist eine Methode der Qualitätsentwicklung (PDCA = Plan-Do-Check-Act).

Um dies im Bereich Arbeitssicherheit und Gesundheitsschutz zu realisieren, sind eine Reihe organisatorischer und inhaltlicher Voraussetzungen unter Berücksichtigung der hierzu bestehenden rechtlichen Vorgaben zu schaffen.

7.2.1   Organisation

Auf organisatorischer Ebene müssen …
- die Verantwortung für den Gesamtprozess und einzelne Prozessschritte festgelegt werden (Geschäftsführung, Heimleitung, Führungskräfte),
- eine externe Unterstützung (Betriebsarzt, Fachkraft für Arbeitssicherheit) gesichert werden,
- interne Ressourcen und Funktionen (z. B. Sicherheitsbeauftragte, ggf. betriebliche Vertretungen) eingebunden werden,
- Schnittstellen (z. B. Qualitätsmanagementbeauftragte, Hygienebeauftragte, ggf. Fremdfirmen) berücksichtigt werden,
- die Partizipation der Beschäftigten sowie
- Qualifikation und Kommunikation aller Beteiligten in Arbeitssicherheit und Gesundheitsschutz

gewährleistet sein.[14]

7.2.2   Personen

Für ein effektives Risikomanagement müssen Arbeitssicherheit und Gesundheitsschutz personell und inhaltlich in die Organisation der Einrichtung integriert sein. Dazu gehört zunächst eine klar definierte Festlegung von Verantwortung und Aufgaben der beteiligten Personen.

Für das Management von Arbeitssicherheit und Gesundheitsschutz im Betrieb ist grundsätzlich der **Arbeitgeber** und damit die Geschäftsführung (GF) verantwortlich (§ 3 ArbSchG). In der Praxis wird diese Verantwortung in der Regel von der Heimleitung (HL) wahrgenommen. Verantwortung für Arbeitssicherheit und Gesundheitsschutz kann prinzipiell auf andere Personen übertragen werden (§ 7 ArbSchG). Voraussetzung hierzu ist jedoch, dass diese Person fachlich geeignet ist, über Weisungs- und Entscheidungsbefugnisse sowie über Ressourcen (Zeit, Personal- und Sachmittel) im erforderlichen Umfang verfügt. In Betracht kommen damit nur Führungskräfte bzw. Funktionsträger wie z. B. Pflegedienst- oder Küchenleitung. Die übertragenen Aufga-

---

14 Siehe Arbeitsschutzgesetz (ArbSchG); Gesetz über Betriebsärzte, Sicherheitsingenieure und andere Fachkräfte für Arbeitssicherheit (ASiG); Berufsgenossenschaft für Gesundheitsdienst und Wohlfahrtspflege 2012; Berufsgenossenschaftliche Vorschrift für Sicherheit und Gesundheit bei der Arbeit 2013; Betriebsverfassungsgesetz.

ben und die Befugnisse sollten schriftlich detailliert festgelegt werden. Weiterhin ist ein Verfahren erforderlich, das eine Kontrolle der Wahrnehmung der übertragenen Aufgaben ermöglicht. Hierbei kann es sich beispielweise um regelmäßige Besprechungen oder Begehungen bzw. Berichte handeln (z. B. Arbeitsschutzausschuss, s. u.).

Die komplexen rechtlichen und inhaltlichen Fragestellungen im Zusammenhang mit Arbeitssicherheit und Gesundheitsschutz erfordern besondere Kompetenzen, über die ein Unternehmer bzw. dessen Beauftragter in der Regel nicht in vollem Umfang verfügt. Zur fachlichen Unterstützung muss der Arbeitgeber daher für medizinische Fragestellungen einen **Betriebsarzt (BA)** und für technische Fragestellungen eine **Fachkraft für Arbeitssicherheit (Sifa)** vertraglich verpflichten (§ 2 bzw. § 5 ASiG). Der zeitliche Umfang der Unterstützung (Einsatzzeiten) und die konkreten Aufgaben von Sifa und BA müssen anhand der betrieblichen Erfordernisse ermittelt und schriftlich festgelegt werden (»Grundbetreuung« und »betriebsspezifische Leistungen«; DGUV Vorschrift 2 Anlage 2). Wichtigste Aufgabe ist die Unterstützung bei der Gefährdungsbeurteilung (siehe Kap. 7.2.4, S. 110–113). Über die Erfüllung der ihnen übertragenen Aufgaben müssen Sifa und BA regelmäßig (im Allgemeinen mindestens jährlich) schriftlich berichten. **Achtung**: Hier kommt es immer wieder zu Missverständnissen. Nicht Sifa und BA sind dafür verantwortlich, dass sie ihre Aufgaben auch tatsächlich erfüllen. Die Verantwortung hierfür liegt bei der Geschäftsführung bzw. der Heimleitung! Ein Verfahren zur regelmäßigen Überprüfung der Aufgabenwahrnehmung ist daher erforderlich.

Bereits bei der Auswahl von Sifa und BA sollten eine Reihe von Kriterien erfüllt sein, um eine optimale Unterstützung zu gewährleisten. Dazu gehören Erfahrungen in der Pflegebranche, eine detaillierte Festlegung der vereinbarten Leistungen, personelle Kontinuität in der Betreuung und kurzfristige persönliche Erreichbarkeit (Runder Tisch 2013).

Zur internen Unterstützung müssen je nach Betriebsgröße mindestens ein bis zwei **Sicherheitsbeauftragte (Sibe)** benannt werden (§ 20 BGV A1). Sie sollen bei der Durchführung der Schutzmaßnahmen unterstützen und insbesondere andere Beschäftigte und die Verantwortlichen auf Unfall- und Gesundheitsgefahren aufmerksam machen. Die Wahrnehmung der Funktion ist nicht mit der Übernahme von Verantwortung verbunden.

Häufig wird der Hausmeister für diese Funktion ausgewählt. Sinnvoll ist in jedem Fall auch eine Person aus der Pflege, da dort die Mehrzahl der Beschäftigten tätig ist und die bedeutendsten gesundheitlichen Gefährdungen nicht technischer Art sind. Sibe können kostenlos an Schulungen der UVT (Unfallversicherungsträger) teilnehmen.

Sifa und BA müssen mit den Sibe und einer ggf. vorhandenen betrieblichen Interessenvertretung (Betriebsrat, Personalrat, Mitarbeitervertretung) zusammenarbeiten.

> **Wichtig**
>
> Schließlich ist aber auch jeder **Mitarbeiter** selbst für die Einhaltung von Schutzbestimmungen verantwortlich. Für den Erfolg des Risikomanagements ist also eine aktive Beteiligung aller Mitarbeiter an der Weiterentwicklung und Verbesserung erforderlich.

7.2.3 Qualifikation

Es muss gewährleistet sein, dass die verantwortlichen Führungskräfte und die Funktionsträger regelmäßig im Arbeitsschutz im erforderlichen Umfang qualifiziert werden. Dabei ist sicherzustellen, dass ein entsprechender Bedarf erkannt wird. Dies kann z.B. im Rahmen von Besprechungen erfolgen. Für die Qualifikation kommen insbesondere Schulungen (z.B. für Sibe), aber auch andere Informationen des zuständigen UVT (etwa Berufsgenossenschaft für Gesundheitsdienst und Wohlfahrtspflege, Unfallkasse) und Informationen durch Sifa und BA in Betracht.

7.2.4 Gefährdungsbeurteilung

Die Gefährdungsbeurteilung (bzw. Beurteilung der Arbeitsbedingungen; §§ 5 und 6 ArbSchg)) ist **der** entscheidende Prozess für das Risikomanagement von Arbeitssicherheit und Gesundheitsschutz im Betrieb.

Im Rahmen der Gefährdungsbeurteilung werden systematisch mögliche gesundheitliche Risiken für Beschäftigte in Verbindung mit Tätigkeiten und Arbeitsplätzen ermittelt und hinsichtlich ihrer Relevanz bewertet. Anschließend werden die erforderlichen Maßnahmen für Sicherheit und Gesundheit festgelegt und deren Wirksamkeit in einem weiteren Schritt überprüft. Die Gefährdungsbeurteilung dient damit dem Schutz aller Mitarbeiter vor vermeidbaren Gefährdungen und gesundheitsschädigenden Belastungen und ist die Grundlage aller betrieblichen Maßnahmen für Arbeitssicherheit und Gesundheitsschutz. Durch sie können zielgerichtete Maßnahmen, angepasst an die besonderen Bedingungen und Erfordernisse der Einrichtung, mit der besten Relation aus Aufwand und Nutzen abgeleitet werden.

Die Gefährdungsbeurteilung ist kein Hexenwerk! Sie basiert im Wesentlichen auf dem gesunden Menschenverstand der betroffenen Mitarbeiter, ergänzt um deren spezifische Fachkenntnisse und – soweit erforderlich – um Fachwissen von Sifa und BA.

Wichtig ist, dass in der Einrichtung ein Verfahren zur Durchführung der Gefährdungsbeurteilung installiert wird. Dies beinhaltet im ersten Schritt eine Festlegung von Arbeitsbereichen oder Tätigkeiten, für die dann gemeinsam mit den betroffenen Mitarbeitern Gefährdungen ermittelt, in ihrer Relevanz bewertet und Maßnahmen beschlossen werden (z. B. im Rahmen einer »moderierten Gefährdungsbeurteilung«; Brennert et al. 2009). Um keinen Prozessschritt zu vergessen, sollte der in Abbildung 7.1 dargestellte Ablauf zugrunde gelegt werden.

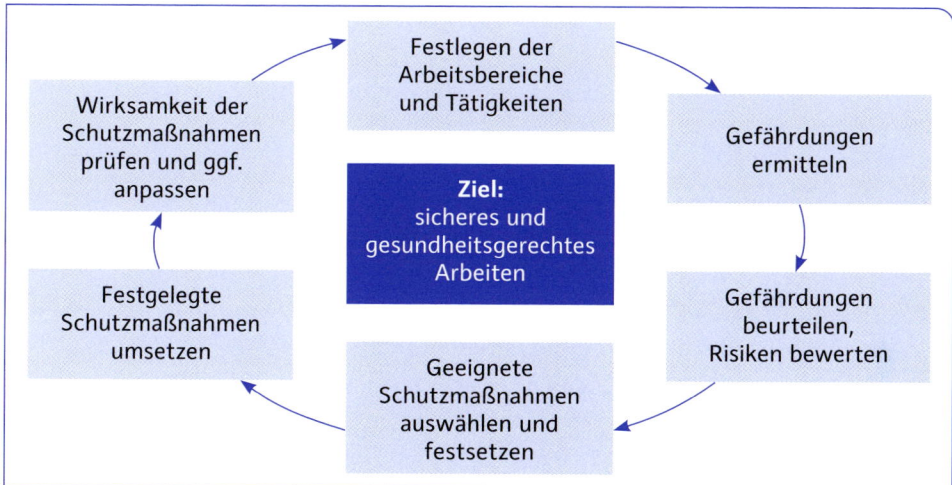

Abb. 7.1: Zyklus der Gefährdungsbeurteilung (nach VBG).

Typische und zu berücksichtigende Gefährdungen in Altenpflegeeinrichtungen sind:
- Belastungen des Muskel-Skelett-Systems
- Belastungen der Haut
- Infektionsgefahren
- Psychische Belastungen (u. a. Schichtarbeit, Überstunden, Zeit- und Leistungsdruck, Störungen/Unterbrechungen, hohe Verantwortung, ständige Konzentration, Gewalterfahrungen, Führungsverhalten)
- Gefahrstoffeinsatz (Reinigungs- und Desinfektionsmittel, Haustechnik und Garten)
- Bauliche Gefährdungen (z. B. Stolpern, Stürzen)
- Elektrischer Strom
- Brand und Explosion
- Raumklima (z. B. Küche, Wäscherei, Büro)
- Ergonomie (Bildschirmarbeitsplätze)
- Verkehrsunfälle (Fahrdienste)

Bei der Festlegung von Maßnahmen muss eine vorgeschriebene Rangfolge beachtet werden. Technische Maßnahmen haben grundsätzlich immer Vorrang vor organisatorischen oder persönlichen Maßnahmen (»T-O-P-Prinzip«). In der Pflege ist jedoch häufig eine Kombination der Ebenen am erfolgversprechendsten. Ein Beispiel: Für den Transfer eines Bewohners hätte als technische Maßnahme der Einsatz eines Lifters grundsätzlich Vorrang vor einer Schulung in Kinästhetik. Letztere ermöglicht jedoch eher Erhalt und Nutzung von Ressourcen des Bewohners, sodass hier eine sinnvolle Abwägung und idealerweise Kombination erfolgen muss.

> **Wichtig**
>
> Der gesamte Prozess der Gefährdungsbeurteilung muss dokumentiert werden.

Die Gefährdungsbeurteilung muss **regelmäßig, kontinuierlich** und **anlassbezogen** durchgeführt werden.

Regelmäßig: Spätestens alle zwei Jahre sollte geprüft werden, ob die Gefährdungsbeurteilung noch aktuell, vollständig und wirksam ist.

Kontinuierlich: Verwendete Arbeits- und Verbrauchsmittel und Tätigkeiten der Mitarbeiter sollten ständig hinsichtlich möglicher Gefährdungen beurteilt werden. Diese kontinuierliche Beurteilung erfolgt idealerweise im Zusammenhang mit Teambesprechungen und Pflegevisiten, in denen Arbeitssicherheit und Gesundheitsschutz immer ein Thema sein sollten. Ziel der kontinuierlichen Ermittlung und Beurteilung der Arbeitsbedingungen ist es – neben einer zeitnahen Lösung von Problemen –, die Eigenverantwortung und die Kompetenzen der Mitarbeiter in Arbeitssicherheit und Gesundheitsschutz zu stärken.

Anlassbezogen: Auf Grund von ermittelten Schwachstellen oder sonst offenkundig werdenden Sachverhalten kann eine besondere Beurteilung erforderlich werden. Dies können auch die Beschäftigung von Personengruppen, die einen besonderen Schutz erfordern (Schwangere, Jugendliche), die Zusammenarbeit mit betriebsfremden Personen sowie alle betrieblichen Veränderungen sein. Mögliche Auslöser sind also z. B.:

- Pflegevisiten
- Verbesserungsvorschläge
- Beschwerden von Kunden, Angehörigen oder Anderen
- Eingaben von Sicherheitsbeauftragten oder Mitarbeitern
- Arbeitsunfälle, arbeitsbedingte gesundheitliche Beschwerden
- Schwangerschaftsmitteilungen von Mitarbeiterinnen
- Beschäftigung von (jugendlichen) Praktikanten
- Beschäftigung von Leiharbeitnehmern

- Beauftragung von Fremdfirmen
- bauliche Veränderungen
- Neubeschaffung von Geräten, Stoffen usw.
- Änderung der Arbeitsorganisation (z. B. Einführung neuer Schichten)

Wichtig ist, dass im Betrieb ein Verfahren etabliert ist, das die Gefährdungsbeurteilung bei diesen Anlässen sicherstellt. Für kurzfristige Anlässe bieten sich, ähnlich wie bei den kontinuierlichen Beurteilungen, Team- und Leitungsbesprechungen an. Bei längerfristigen Anlässen ist der Arbeitsschutzausschuss (ASA) ein geeignetes Gremium.

Die Überprüfung der Wirksamkeit der abgeleiteten Maßnahmen muss im Rahmen einer kontinuierlichen Evaluation gewährleistet sein. Die Verantwortung hierfür muss jeweils festgelegt werden.

Zur Überprüfung, ob alle Anforderungen erfüllt sind, kann eine Checkliste dienen.[15]

Checkliste

- Alle Arbeitsbereiche und Tätigkeiten sind einbezogen.
- Tätigkeiten außerhalb der Einrichtung sowie besondere Personengruppen sind berücksichtigt.
- Hinweise von Beschäftigten und Funktionsträgern zu Sicherheit und Gesundheitsschutz sind berücksichtigt.
- Die aktuellen Rechtsvorschriften werden beachtet.
- Die Gefährdungen sind vollständig ermittelt.
- Die Gefährdungen sind vollständig und richtig beurteilt (ggf. mit Unterstützung von Sifa und BA).
- Die Umsetzungsmodalitäten der Maßnahmen sind ersichtlich.
- Die Wirksamkeit der festgelegten Maßnahmen wird in regelmäßigen (festgelegten) Abständen überprüft.
- Das Ergebnis der Gefährdungsbeurteilung wird dokumentiert.
- Die Beurteilung der Gefährdungen wird bei Änderungen angepasst.

7.2.5   Kommunikation

Unentbehrlicher Bestandteil des Risikomanagements von Arbeitssicherheit und Gesundheitsschutz ist die Kommunikation von Risiken und Schutzmaßnahmen. Neben der Beteiligung der Betroffenen an der Gefährdungsbeurteilung sehen die

---

[15] Siehe auch Runder Tisch 2012; Berufsgenossenschaft für Gesundheitsdienst und Wohlfahrtspflege 2010; dies.: Sichere Seiten Pflege; Gemeinsame Deutsche Arbeitsschutzstrategie 2011.

Arbeitsschutzvorschriften hierfür eine schriftliche (»Betriebsanweisung«) und mündliche (»Unterweisung«) Informationsweitergabe vor.

Betriebsanweisungen müssen arbeitsplatzbezogen sein. Sie können in bestehende oder zu erstellende Standards integriert werden (z. B. QM, Hygiene).

Die **Unterweisungen** müssen tätigkeits- und gefährdungsbezogen vor Tätigkeitsbeginn und dann mindestens jährlich erfolgen und ihre Durchführung muss durch Gegenzeichnung der Unterwiesenen dokumentiert werden. Die Unterweisungen müssen hinsichtlich Umfang, Sprache, Ausbildungs- und Kenntnisstand dem Verständnis der jeweiligen Mitarbeiter angepasst sein, um das Ziel – eine Verbesserung des Sicherheitsbewusstseins und der Gesundheitskompetenz der Beschäftigten – zu erreichen. Das Unterweisungskonzept muss geeignet sein, die Zielerreichung zu beurteilen.

Im Betrieb müssen die Zuständigkeiten für Unterweisungen und die erforderlichen Inhalte klar festgelegt sein. In der Regel sollten die Unterweisungen von den unmittelbar vorgesetzten Führungskräften durchgeführt werden. Die Unterstützung von Sifa und BA insbesondere hinsichtlich der inhaltlichen Gestaltung sollte in Anspruch genommen werden. Im Umgang mit Gefahrstoffen, bei Hautbelastung und Infektionsgefährdungen ist ergänzend eine arbeitsmedizinische Beratung vorgeschrieben (§ 14 Gefahrenstoffverordnung; § 14 Biostoffverordnung. Hierzu müssen mindestens die Inhalte der Unterweisungen mit dem BA abgesprochen sein.

Unterweisungen müssen auch für Beschäftigte, die nur temporär im Betrieb sind, sichergestellt sein. Dies betrifft insbesondere Praktikanten, Leiharbeitnehmer und Fremdfirmen.

Zur innerbetrieblichen Koordination der Kommunikation von Arbeitssicherheit und Gesundheitsschutz muss ein Arbeitsschutzausschuss (ASA) eingerichtet werden, dem neben der GF/HL mindestens Sifa, BA, betriebliche Interessenvertretung (sofern vorhanden) und Sibe angehören. Der ASA tritt vierteljährlich zusammen (§ 11 ASig). Er kann mit anderen anfallenden Besprechungen kombiniert werden. Ebenso ist es sinnvoll, weitere Funktionsträger, die Beziehungen zu Schnittstellen herstellen, zu beteiligen (z. B. Hygiene- und QM-Beauftragte). Beides sollte auch genutzt werden, um den innerbetrieblichen Aufwand zu reduzieren und Ressourcen zu bündeln. Der ASA gewährleistet auch eine Kommunikation zwischen Sifa bzw. BA und der betrieblichen Interessenvertretung. Grundsätzlich sollten auch andere interne Besprechungen, einschließlich Übergaben, regelmäßig um die Themen »Arbeitssicherheit und Gesundheitsschutz« erweitert werden. Damit ist eher gewährleistet, dass diese Themen in den Köpfen der Mitarbeiter verankert werden. Gleichzeitig wird den Beschäftigten in diesem Rahmen ermöglicht, ihren Mitwirkungspflichten und -rechten im Arbeitsschutz nachzukommen. Zusätzlich ist hierzu die Einführung eines Vorschlagswesens zu empfehlen.

7.2.6 Informationsbeschaffung

Im Betrieb muss gewährleistet sein, dass Informationen über Änderungen von Rechtsvorschriften oder neue technische, arbeitsmedizinische und arbeitswissenschaftliche Erkenntnisse bekannt werden, um kontinuierlich eine Verbesserung der Maßnahmen für Arbeitssicherheit und Gesundheitsschutz zu erreichen. Auch hierzu bedarf es einer Klärung der Zuständigkeiten. Der Zugriff auf Rechtsvorschriften usw. muss möglich sein (z. B. Intranet oder Internet).

7.2.7 Arbeitsmedizinische Vorsorge

Einen wesentlichen Beitrag zur Gesunderhaltung der Beschäftigten leistet die arbeitsmedizinische Vorsorge. Sie beinhaltet eine arbeitsmedizinische Beratung, eine Arbeitsanamnese und in der Regel auch eine gezielte Untersuchung. Der Gesetzgeber hat für eine Reihe von möglichen Gesundheitsgefährdungen in Pflegeeinrichtungen arbeitsmedizinische Vorsorge durch den Betriebsarzt (BA) vorgesehen (Verordnung zur arbeitsmedizinischen Vorsorge). Insbesondere Belastungen der Haut und des Bewegungsapparates sowie Infektionsgefährdungen und Belastungen durch Schicht- bzw. Nachtarbeit sowie Bildschirmarbeit stehen hier im Vordergrund. Der Arbeitgeber muss je nach Gefährdung entweder arbeitsmedizinische Vorsorge

- verpflichtend veranlassen (Pflichtvorsorge, Teilnahme ist Voraussetzung für die Tätigkeit),
- schriftlich und persönlich anbieten[16] (Angebotsvorsorge) oder
- ermöglichen (Wunschvorsorge).

In diesem Zusammenhang sind – wenn erforderlich – auch Impfungen gegen Hepatitis A bzw. Hepatitis B anzubieten. GF/HL müssen sicherstellen, dass die arbeitsmedizinische Vorsorge rechtzeitig (vor Beginn der Tätigkeit und zu festgelegten Folgeterminen[17]) erfolgt und die Termine und die vom BA bescheinigte Teilnahme in einer Vorsorgekartei dokumentiert werden. Weitere Hinweise enthalten die bereits genannten Handlungshilfen des »Runden Tisches«.

7.2.8 Regelungen zur Planung und Beschaffung

Bei der Planung von Bau- und Umbaumaßnahmen und bei Anschaffungen müssen bereits im Vorfeld mögliche Auswirkungen auf Arbeitssicherheit und Gesundheitsschutz bedacht werden. Beispiele:

---

[16] Arbeitsmedizinische Regel (AMR) 1.5.
[17] Arbeitsmedizinische Regel (AMR) 2.1.

- Bei der Gestaltung von Bewohnerzimmern und -bädern muss darauf geachtet werden, dass genug Bewegungsraum für Pflegekräfte zur Verfügung steht, um rückengerecht arbeiten zu können (z. B. beidseits des Bettes).
- Bei der Beschaffung von Reinigungs- und Desinfektionsmitteln ist neben der hygienischen Wirksamkeit auch an mögliche Gesundheitsgefährdungen durch Inhaltsstoffe zu denken.
- Die Beschaffung von Hilfsmitteln wie Liftern sollte immer unter Beteiligung der Mitarbeiter erfolgen, um eine möglichst große Akzeptanz und damit auch Nutzung zu erreichen.

Im Prozess der Planung und Beschaffung sollte die Einbeziehung der Betroffenen und der Arbeitsschutzexperten Sifa und BA fest verankert sein.

7.2.9   Information und Einbindung von Fremdfirmen bzw. Leiharbeitnehmern

Erfahrungsgemäß ergeben sich nicht selten unzureichend geregelte Situationen, sobald Betriebsfremde in der Einrichtung tätig werden. Hierbei kann es sich um regelmäßig (z. B. extern betriebene Küche oder Reinigung) oder temporär (z. B. Reparatur-, Bau- oder Umbaumaßnahmen) an Fremdfirmen vergebene Aufträge handeln. Ebenso gehört hierzu der Einsatz von Leiharbeitnehmern. Auch diese Beschäftigten müssen bei der Planung und Durchführung von Gefährdungsbeurteilungen berücksichtigt werden.

Um Gesundheitsgefährdungen durch oder für solche betriebsfremde Personen zu vermeiden, sind z. B. beim Einsatz von Fremdfirmen klare Regelungen für Zuständigkeiten und Vorgehensweisen erforderlich. Schon bei der Auswahl der ausführenden Firma sollten arbeitsschutzrelevante Kriterien berücksichtigt und im Vertrag festgeschrieben werden. Während des Einsatzes sind Regelungen zu Koordination, Aufsicht und Kontrolle zu treffen. Dies gilt insbesondere, wenn mit besonderen Gefahren oder einer möglichen gegenseitigen Gefährdung durch die Tätigkeit der Fremdfirma im Betrieb zu rechnen ist. Eine gegenseitige Information über die jeweilige betriebliche Gefährdungsbeurteilung ist hierbei besonders wichtig.

Ist ein Einsatz von Leiharbeitnehmern vorgesehen, müssen die jeweiligen Einsatzbedingungen sowie die Anforderungen für einen sicheren und gesundheitsgerechten Einsatz mit dem Verleiher abgeklärt werden. Dies können in Pflegeeinrichtungen insbesondere körperliche Anforderungen und erforderliche arbeitsmedizinische Vorsorge sein. Daneben muss z. B. geklärt sein, wer ggf. erforderliche persönliche Schutzausrüstung zur Verfügung stellt.

Die Arbeitnehmerüberlassungsverträge sollten eine Arbeitsschutzvereinbarung enthalten, in der Aspekte von Sicherheit und Gesundheit bei der Arbeit und die erforderlichen Maßnahmen geregelt sind.[18]

Leiharbeitnehmer müssen in das betriebliche Arbeitsschutzsystem eingebunden werden. Hierzu gehört insbesondere die Sicherstellung der notwendigen Unterweisungen und Schulungen (siehe Kap. 7.2.5, S. 113f.).

7.2.10 Organisation von Notfallmaßnahmen / Erste Hilfe

Zuständigkeiten und Vorgehensweisen für Erste Hilfe, Brandbekämpfung und Evakuierung müssen festgelegt und die erforderlichen Qualifikationen (Ersthelferschulungen, Brandschutzübungen usw.) gesichert werden. Durchgeführte Erste-Hilfe- und Notfallmaßnahmen müssen dokumentiert und evaluiert werden, um Ursachen für Arbeitsunfälle und Störungen erkennen und die Wirksamkeit von Notfallmaßnahmen überprüfen zu können.

Literatur

Arbeitsmedizinische Regel (AMR) 1.5. http://www.baua.de/de/Themen-von-A-Z/Ausschuesse/AfAMed/AMR/AMR-1-5_content.html (1. 2. 2014)

Arbeitsmedizinische Regel (AMR) 2.1. http://www.baua.de/de/Themen-von-A-Z/Ausschuesse/AfAMed/AMR/AMR-2-1_content.html (1. 2. 2014)

Berger, Judith; Nolting, Hans-Dieter; Schiffhorst, Guido: BGW-DAK Gesundheitsreport 2001 Altenpflege. Arbeitsbedingungen und Gesundheit von Pflegekräften in der stationären Altenpflege. DAK Gesundheitsmanagement, Hamburg 2002

Berufsgenossenschaft für Gesundheitsdienst und Wohlfahrtspflege (BGW) (Hrsg.): Gefährdungsbeurteilung in der Pflege. Hamburg 2010; http://www.bgw-online.de/SharedDocs/Downloads/DE/Medientypen/bgw_check/TP-11GB_Gefaehrdungsbeurteilung_Pflege_Download.pdf? (1. 2. 2014)

Berufsgenossenschaft für Gesundheitsdienst und Wohlfahrtspflege (BGW) (Hrsg.): Betriebsärzte und Fachkräfte für Arbeitssicherheit. Unfallverhütungsvorschrift (DGUV Vorschrift 2). Hamburg 2012; http://www.bgw-online.de/SharedDocs/Downloads/DE/Medientypen/bgw_vorschriften-regeln/DGUV2-Betriebsaerzte-und-Fachkraefte-fuer-Arbeitssicherheit_Download.pdf? (1. 2. 2014)

Berufsgenossenschaft für Gesundheitsdienst und Wohlfahrtspflege (BGW) (Hrsg.): Sichere Seiten Pflege; http://www.bgw-online.de/DE/Arbeitssicherheit-Gesund-

---

[18] Muster siehe: Bundesministerium für Arbeit und Soziales, Anhang I ff.

heitsschutz/Gesund-Sicher-Arbeiten/Sichere-Seiten/Pflege/Pflege_node.html (1. 2. 2014)

Berufsgenossenschaftliche Vorschrift für Sicherheit und Gesundheit bei der Arbeit. BGV A 1: Grundsätze der Prävention. Unfallverhütungsvorschrift. 2013; http://www.bgw-online.de/SharedDocs/Downloads/DE/Medientypen/bgw_vorschriften-regeln/BGVA1_Grunds%C3%A4tze%20der%20Pr%C3%A4vention_Download.pdf? (1. 2. 2014)

Betriebsverfassungsgesetz. http://www.juris.de/purl/gesetze/_ges/BetrVG (1. 2. 2014)

Brennert, Carola; Müller-Bagehl, Sabine; Bauer-Sternberg, Dörte; Säckl, Wolfgang: Moderierte Gefährdungsbeurteilung. Berlin 2009; http://www.inqa.de/SharedDocs/PDFs/DE/Publikationen/pflege-hh-moderierte-gefaehrdungsbeurteilung.pdf?__blob=publicationFile (1. 2. 2014)

Bundesministerium für Arbeit und Soziales (Hrsg.): Ausschuss für Arbeitsmedizin: Zeitarbeit – Arbeitsmedizinische Empfehlung. Bonn 2013, Anhang I ff.; http://www.bmas.de/SharedDocs/Downloads/DE/PDF-Publikationen/a451-zeitarbeit-arbeits-medizinische-empfehlung.pdf? (1. 2. 2014)

Gemeinsame Deutsche Arbeitsschutzstrategie: Leitlinie Gefährdungsbeurteilung und Dokumentation. Berlin 2011; http://www.gda-portal.de/de/pdf/Leitlinie-Gefaehr-dungsbeurteilung.pdf?__blob=publicationFile&v=9 (1. 2. 2014)

Gesetz über Betriebsärzte, Sicherheitsingenieure und andere Fachkräfte für Arbeits-sicherheit (ASiG); http://www.gesetze-im-internet.de/bundesrecht/asig/gesamt.pdf (1. 2. 2014)

Gesetz über die Durchführung von Maßnahmen des Arbeitsschutzes zur Verbesse-rung der Sicherheit und des Gesundheitsschutzes der Beschäftigten bei der Arbeit. Arbeitsschutzgesetz (ArbSchG); http://www.gesetze-im-internet.de/bundesrecht/arbschg/gesamt.pdf (1. 2. 2014)

Hasselhorn, Hans-Martin: Berufsausstieg aus der Pflege. Die Europäische NEXT-Studie. Qualität der Arbeit im Gesundheitssektor. Vortrag Dortmund 7. 6. 2004; PowerPoint Präsentation unter: http://www.next.uni-wuppertal.de/download.php?f=45da8057b3c6cc6884e8eca854a7c3e9 (1. 2. 2014)

Runder Tisch für betrieblichen Arbeits- und Gesundheitsschutz in der Region Hanno-ver (Hrsg.): Betriebsarzt und Fachkraft für Arbeitssicherheit in Pflegeheimen und ambulanten Pflegediensten. Hannover [4]2013; http://www.runder-tisch-hannover.de/index.php?option=com_docman&task=doc_download&gid=138&Itemid=8 (1. 2. 2014)

Runder Tisch für betrieblichen Arbeits- und Gesundheitsschutz in der Region Han-nover (Hrsg.): Qualitätssicherung in der ambulanten Pflege mit Integration von Arbeitssicherheit und Gesundheitsschutz. Eine Handlungshilfe. 3. aktualisierte Auflage Hannover 2012; http://runder-tisch-hannover.de/index.php?option=com_docman&task=doc_download&gid=166&Itemid=8 (1. 2. 2014)

Verordnung über Sicherheit und Gesundheitsschutz bei Tätigkeiten mit Biologischen Arbeitsstoffen (Biostoffverordnung); http://www.gesetze-im-internet.de/bundesrecht/biostoffv_2013/gesamt.pdf (1. 2. 2014)

Verordnung zum Schutz vor Gefahrstoffen (Gefahrstoffverordnung); http://www.gesetze-im-internet.de/bundesrecht/gefstoffv_2010/gesamt.pdf (1. 2. 2014)

Verordnung zur arbeitsmedizinischen Vorsorge. http://www.gesetze-im-internet.de/bundesrecht/arbmedvv/gesamt.pdf (1. 2. 2014)

8

RISIKOMANAGEMENT – BRANDSCHUTZ IN PFLEGEEINRICHTUNGEN

Andreas Elser

8.1 Einleitung

Pflegeeinrichtungen dienen in der Regel der Betreuung und Pflege der Bewohner und sind dadurch charakterisiert, dass die Bewohner ihren Lebensmittelpunkt in der Einrichtung haben und ggf. ihren räumlichen Wirkungskreis selbst gestalten können. Der Gestaltungsspielraum kann jedoch völlig eingeschränkt sein, da Bewohner mit unterschiedlichen Pflegestufen die Einrichtungen nutzen.

Zu den hier behandelten Einrichtungen zählen auch Heime und Tageseinrichtungen für Kinder, Menschen mit Behinderungen und alte Menschen sowie Einrichtungen zur vorübergehenden Unterbringung von Personen.

Da die Handlungsfähigkeit der Bewohner aus unterschiedlichen Gründen eingeschränkt ist, ist insbesondere aus brandschutztechnischer Sicht besondere Sorgfalt und Umsicht geboten.

Bei Pflegeeinrichtungen für alte Menschen muss davon ausgegangen werden, dass sich deren Gesundheitszustand bzw. Pflegestufe mit der Zeit verändert. Hieraus folgt, dass eine Pflegeeinrichtung, die heute nur Bewohner der Pflegestufe I und II beherbergt, in absehbarer Zeit einen Anteil von Bewohnern der Pflegestufe III betreut. Im Allgemeinen sind die Bewohner vor allem in kritischen Situationen auf fremde Hilfe angewiesen.

8.2 Rechtsgrundlagen

Grundsätzlich sind bauliche Anlagen und Einrichtungen so »anzuordnen, zu errichten, zu ändern und instand zu halten, dass die öffentliche Sicherheit (…), insbesondere Leben [und] Gesundheit, nicht gefährdet werden«. (§ 3 MBO; Musterbauordnung 2012)

»Gebäude mit Nutzungseinheiten zum Zwecke der Pflege oder Betreuung von Personen mit Pflegebedürftigkeit oder Behinderung, deren Selbstrettungsfähigkeit eingeschränkt ist«, sind Sonderbauten, d. h. bauliche Anlagen besonderer Art und Nutzung, »wenn die Nutzungseinheiten

a. einzeln für mehr als 6 Personen,

b. für Personen mit Intensivpflegebedarf bestimmt sind oder

c. einen gemeinsamen Rettungsweg haben und für insgesamt mehr als 12 Personen bestimmt sind.« (§ 2 MBO)

An bauliche Anlagen besonderer Art und Nutzung können, begründet insbesondere durch die Nutzung, »besondere Anforderungen« gestellt werden. Ebenfalls können Erleichterungen gestattet werden, »soweit es der Einhaltung von Vorschriften wegen der besonderen Art oder Nutzung baulicher Anlagen oder Räume oder wegen besonderer Anforderungen nicht bedarf« (§ 51 MBO).

Die allgemeinen Anforderungen zur Gefahrenabwehr aus § 3 MBO werden durch allgemeine Schutzziele des Brandschutzes konkretisiert (§ 14 MBO).

Zur Erhaltung der öffentlichen Sicherheit bzw. Gefahrenabwehr kann verlangt werden, dass bestehende oder nach genehmigten Bauvorlagen bereits begonnene bauliche Anlagen dem geltenden Baurecht angepasst werden. Hierfür enthalten die Gesetze über die Ordnung im Bauwesen (Bauordnungen) der einzelnen Bundesländer entsprechende Ermächtigungen.

Über das allgemeine Bauordnungsrecht sind – unter Beachtung des Strafrechts (z. B. § 319 StGB »Baugefährdung«) – die allgemein anerkannten Regeln der Technik zu beachten.

Da es in vielen Bundesländern keine allgemein gültige Bau- bzw. Verfahrensvorschrift für Gebäude zum Zwecke der Pflege oder Betreuung von Personen mit Pflegebedürftigkeit oder Behinderung gibt, sind hier die besonderen Anforderungen bzw. Erleichterungen auf der Grundlage der allgemein anerkannten Regeln der Technik zu beurteilen.

In Bundesländern, in denen es eine Bauvorschrift oder Handlungshilfen nicht gibt, kann ggf. auf die anderer Bundesländer zurückgegriffen werden. In Bundesländern mit entsprechenden Bauvorschriften oder Handlungshilfen sollten diese genau beachtet werden. Die Beurteilungsgrundlage ist jedoch stets im Einzelfall zu prüfen. In einigen Bundesländern gibt es Rechtsvorschriften oder Handlungshilfen für den Bau und Betrieb von Pflegeeinrichtungen, z. B.:

- Verordnung über bauaufsichtliche Anforderungen an Krankenhäuser und Pflegeheime im Land Brandenburg (Brandenburgische Krankenhaus- und Pflegeheim-Bauverordnung – BbgKPBauV) – vom 21. Februar 2003, zuletzt geändert durch Artikel 1 der Verordnung vom 19. Dezember 2006;

- Richtlinie über den Bau und Betrieb von Krankenhäusern – Krankenhausbaurichtlinie (KhBauR) – Vom 1. März 2003 (Saarland);

- Richtlinie über bauaufsichtliche Anforderungen an den Bau und Betrieb von Einrichtungen mit Pflege- und Betreuungsleistungen. RdErl. d. Ministeriums für Wirtschaft, Energie, Bauen, Wohnen und Verkehr – X.1 – 141.01 – v. 17. März 2011 (Nordrhein-Westfalen);
- Erlass betreffend Richtlinie über bauaufsichtliche Anforderungen an Altenheime, Altenwohnheime und Pflegeheime (auch Kurzzeitpflege) und Wohnheime für Behinderte (HeimR). Vom 11. Februar 2000 (Saarland);
- Handlungsempfehlungen zum Vorbeugenden Brandschutz für den Bau und Betrieb von Gruppeneinheiten für die Gruppenbetreuung in Altenpflegeheimen – HE-Gruppenbetreuung – Stand Dezember 2011 (Hessen);
- Hinweise des Wirtschaftsministeriums Baden-Württemberg über den baulichen Brandschutz in Krankenhäusern und baulichen Anlagen entsprechender Zweckbestimmung. Vom 26. April 2007 – Az.: 5-2615.5/25;
- Brandschutztechnische Anforderungen an Einrichtungen zum Zwecke der Pflege oder Betreuung nach dem Landesgesetz über Wohnformen und Teilhabe (LWTG). Rundschreiben des Ministeriums der Finanzen vom 16. April 2012 (13 214-4535) (Rheinland-Pfalz);
- Handlungsempfehlungen zum Vorbeugenden Brandschutz für den Bau und Betrieb von vollstationären Pflegeeinrichtungen der 4. Generation in Mecklenburg-Vorpommern. Stand: Juli 2009;
- Bauprüfdienst (BPD) 2/2008. Besondere Wohnformen für behinderte und ältere Menschen. Bauaufsichtliche Anforderungen (Hamburg);
- Bauministerkonferenz: Muster-Richtlinie über bauaufsichtliche Anforderungen an Wohnformen für Menschen mit Pflegebedürftigkeit oder mit Behinderung (Muster-Wohnformen-Richtlinie – MWR) Fassung Mai 2012.[19]

Nach § 52 MBO sind bei der »Errichtung, Änderung, Nutzungsänderung und der Beseitigung von Anlagen (…) der Bauherr und im Rahmen ihres Wirkungskreises die anderen am Bau Beteiligten dafür verantwortlich, dass die öffentlich-rechtlichen Vorschriften eingehalten werden«.

Die Bauaufsichtsbehörden haben gemäß § 58 MBO »bei der Errichtung, Änderung, Nutzungsänderung und Beseitigung sowie bei der Nutzung und Instandhaltung von Anlagen darüber zu wachen, dass die öffentlich-rechtlichen Vorschriften eingehalten werden, soweit nicht andere Behörden zuständig sind. Sie können in Wahrnehmung dieser Aufgaben die erforderlichen Maßnahmen treffen.«

Gemäß § 10 Arbeitsschutzgesetz (ArbSchG) hat der Arbeitgeber »entsprechend der Art der Arbeitsstätte und der Tätigkeiten sowie der Zahl der Beschäftigten die Maßnah-

---

19 Internetadressen finden sich bei den Literaturhinweisen am Schluss des Beitrags.

men zu treffen, die zur Ersten Hilfe, Brandbekämpfung und Evakuierung der Beschäftigten erforderlich sind. Dabei hat er der Anwesenheit anderer Personen Rechnung zu tragen. (…) Der Arbeitgeber hat diejenigen Beschäftigten zu benennen, die Aufgaben der Ersten Hilfe, Brandbekämpfung und Evakuierung der Beschäftigten übernehmen.«

Auf Grundlage der Arbeitsstättenverordnung (ArbStättV) sind festgestellte Mängel unverzüglich zu beseitigen. »Sicherheitseinrichtungen zur Verhütung oder Beseitigung von Gefahren« sind »in regelmäßigen Abständen [zu] warten und auf ihre Funktionsfähigkeit [zu] prüfen«. Ebenso müssen Verkehrswege, Rettungswege und Notausgänge ständig freigehalten werden, »damit sie jederzeit benutzt werden können« (§ 4 ArbStättV).

8.3 Schutzziele

Die allgemeinen Schutzziele des Brandschutzes werden in der Musterbauordnung, welche als Vorlage für die Gesetze über die Ordnung im Bauwesen (Landesbauordnungen) dient, definiert (§ 14 MBO). Aus den jeweiligen/einzelnen Landesbauordnungen ergibt sich daher zur Konkretisierung der allgemeinen Anforderungen zur Gefahrenabwehr hinsichtlich des Brandschutzes, dass »bauliche Anlagen so anzuordnen, zu errichten, zu ändern und instand zu halten« (§ 14 MBO) sind, dass …

- der Entstehung und Ausbreitung von Feuer und Rauch (Brandausbreitung) vorgebeugt wird,
- bei einem Brand die Rettung von Menschen und Tieren sowie
- wirksame Löscharbeiten möglich sind.

Diese allgemeinen Schutzziele sind unter Berücksichtigung der Art und Nutzung von baulichen Anlagen sowie weiterer gesellschaftlicher oder materieller Anforderungen weiter zu präzisieren. Unter Berücksichtigung der o. g. Schutzziele sind folgende Belange bei Bau und Betrieb von Pflegeeinrichtungen zu beachten:

- Die Bewohner können sich nicht immer selbstständig in Sicherheit bringen.
- Das Personal ist – bedingt durch die personelle Besetzung vor allem in den Nachtstunden – nicht in der Lage, alle handlungsunfähigen Personen in Sicherheit zu bringen.
- Eine weitere Evakuierung der Bewohner muss mit Unterstützung der Feuerwehr unter gleichzeitiger Brandbekämpfung erfolgen.

Daher sind eine frühzeitige Brandentdeckung sowie eine schnelle und direkte Alarmierung der Feuerwehr erforderlich.

Bauliche Voraussetzungen, die die größtmögliche Sicherheit der auf Rettung Wartenden ermöglichen, müssen geschaffen werden.

8.4   Grundsätze

Es soll gewährleistet werden, dass Behinderte und alte Menschen Gebäude gleichbe-rechtigt mit anderen Besuchern und/oder Bewohnern zweckentsprechend nutzen können. Aus brandschutztechnischer Sicht leiten sich aus der Nutzung bzw. dem Nut-zerverhalten von Gebäuden besondere Anforderungen ab.

Allgemeine materielle Anforderungen an bauliche Anlagen sind in den Landesbauord-nungen, Sonderbauvorschriften und allgemein anerkannten Regeln der Technik dar-gestellt. Zu beachten ist jedoch, dass die materiellen Anforderungen der Bauordnun-gen lediglich den Regelfall baulicher Anlagen, insbesondere Wohn- und Bürogebäude, berücksichtigen. Ebenso berücksichtigen Sonderbauvorschriften den jeweiligen Stan-dardfall einer baulichen Anlage besonderer Art und Nutzung (z. B. Versammlungsstät-tenverordnung, Beherbergungsstättenverordnung).

Um sicherzustellen, dass bei einem Brand die Rettung von Menschen, auch solcher mit Behinderungen und hohem Alter, möglich ist, ist zunächst zu unterscheiden zwi-schen …
- Selbstrettung (ohne fremde Hilfe bzw. ohne Hilfe von außen),
- Fremdrettung (Hilfe von außen bzw. durch Fachpersonal).

Die Selbst- bzw. Fremdrettung wird z. B. ermöglicht durch:
- Bauliche Maßnahmen (z. B. stufenlose Zugänge, Ausbildung von Rampen, Herstel-lung mindestens zweier voneinander unabhängiger Rettungswege, bauliche Aus-bildung horizontaler und vertikaler Rettungswege, Unterteilung in Kompartments, Rauchabschnittsbildung, Herstellung von Brand- bzw. Brandbekämpfungsabschnit-ten, Auswahl geeigneter Baustoffe etc.);
- technische Maßnahmen (z. B. Brandfrüherkennungsanlagen, Löschanlagen, Kenn-zeichnung der Rettungswege, Steuerung technischer Einrichtungen wie Feuer-schutzabschlüsse, Lüftungsanlagen, Aufzüge, Gefahren-/Brandmeldeanlagen etc.);
- betriebliche Maßnahmen (z. B. Erstellung und Übung von Brandschutzordnungen, Durchführung von Räumungs-/Evakuierungsmaßnahmen, allgemeine Anweisun-gen zum Verlassen des Gebäudes bzw. Brandabschnittes, Informationen zur räumli-chen Orientierung im Objekt, Hinweise auf hilfsbedürftige Personen etc.).

8.5   Brandschutztechnische Mindestanforderungen

Unter Beachtung der Schutzziele sind folgende Mindestanforderungen einzuhalten, um das Maß der Gefährdung auf ein vertretbares Risiko zu beschränken:
- Pflegeeinrichtungen müssen über mindestens zwei voneinander unabhängige bauli-che vertikale Rettungswege verfügen. Der zweite Rettungsweg über die Rettungsge-

räte der Feuerwehr ist als nicht geeignet zu bewerten, da in der zur Verfügung stehenden Zeit eine Rettung von Personen, die auf fremde Hilfe angewiesen sind, nicht möglich ist. Entsprechende Versuche zeigen, dass z. B. die Rettung eines Rollstuhlfahrers über ein Hubrettungsfahrzeug (Drehleiter) aus dem dritten Obergeschoss etwa acht Minuten Zeit in Anspruch nimmt. Ist die Schaffung zweier Rettungswege nicht möglich, so ist durch geeignete Maßnahmen die Wahrscheinlichkeit zu minimieren, dass im Brandfall der einzige bauliche Rettungsweg versagt.

Das Bauordnungsrecht sieht hierfür einen Sicherheitstreppenraum vor. Unter Beachtung des erforderlichen Räumungskonzeptes erscheint jedoch ein baulicher Rettungsweg, auch wenn dieser im Brandfall nicht versagen kann, als ungeeignet, da in diesem Fall zu Evakuierende und Löschkräfte einen Weg in entgegengesetzter Richtung nutzen müssen.

- Pflegeeinrichtungen sind durch feuerbeständige Trennungen in mindestens zwei Brand- bzw. Brandbekämpfungsabschnitte zu unterteilen. Diese sollen die Personen des nicht vom Brand betroffenen Abschnittes aufnehmen können. Bauteile, welche brandschutztechnisch gesicherte Bereiche bilden wie Wände, Decken und Türen, sollen im Regelfall feuerbeständig und mit entsprechender Rauchschutzfunktion ausgeführt werden.
- Da in einem Brandfall eine sofortige Räumung[20] vor Eintreffen externer Hilfe (Feuerwehr) des vom Brand betroffenen Bereiches erfolgen muss, sind weitere Unterteilungen durch brandschutztechnisch bemessene Wände und Rauchabschnitte herzustellen. Hierdurch entstehen Kompartments (brandschutztechnisch abgetrennte Bereiche) mit begrenzter Zimmer-/Personenzahl, sodass durch das Personal eine Räumung des betroffenen Bereiches und ein Transfer in den benachbarten Abschnitt möglich sind.

Hierdurch werden Voraussetzungen für ein **4-stufiges Rettungskonzept** geschaffen.

1. Stufe: Personen bleiben auf den Zimmern. Schließen der Zimmertüren (ggf. Türen mit Selbstschließeinrichtungen für den Brandfall);

2. Stufe: Räumung des vom Brand betroffenen Bereiches in den benachbarten, brandschutztechnisch abgetrennten Bereich;

3. Stufe: Evakuierung des gesamten Geschosses;

4. Stufe: Evakuierung ins Freie, ggf. Räumung des gesamten Gebäudes.

---

[20] »Räumung ist das schnelle In-Sicherheit-Bringen von Personen aus einem akut gefährdeten Bereich (vorsorgliche Maßnahme). Eine Räumung kann bereits vor dem Eintreffen externer Kräfte eingeleitet werden.« (Gesamtverband der Deutschen Versicherungswirtschaft e. V. 2008: 13)

Wichtig

Zu beachten ist, dass beim 4-stufigen Rettungskonzept die Stufen 1 und 2 ausschließlich durch Selbsthilfekräfte des Betreibers in den ersten Minuten nach Brandausbruch erfolgen müssen.

»Die Feuerwehr kann in Sonderbauten mit vielen Menschen die Personenrettung nicht sicherstellen; sie ist darauf angewiesen, dass die Personen beim Eintreffen der Feuerwehr das Gebäude bereits weitgehend verlassen haben oder sich in sicheren Bereichen befinden. Neben der ausreichenden Ausbildung von Rettungswegen ist daher ebenso von Bedeutung, dass die Menschen früh-/rechtzeitig mit der Flucht beginnen. Für eine rechtzeitige Räumung hat deshalb in Sonderbauten (z.B. Versammlungs- und Verkaufsstätten, Krankenhäuser, Pflegeheime, Schulen) der Betreiber zu sorgen.« (Famers/Messerer 2008)

Die Stufen 3 und 4 können mit Unterstützung externer Rettungskräfte (Feuerwehr) erfolgen.

Zur Unterstützung der vertikalen Evakuierung können ggf. auch besonders gesicherte Aufzüge genutzt werden, wenn z.B. der Aufzug in einem notwendigen Treppenraum angeordnet ist und über eine gesicherte Energieversorgung verfügt. Zur konkreten technischen Ausführung und Planung stehen technische Regelwerke zur Verfügung (z.B. DIN CEN/TS 81-76).

Auch hierfür sollten Abstimmungen und Übungen mit externen Rettungskräften, wie für die Räumung, selbstverständlich sein.

Bewohnerzimmer mit fahrbaren Betten können meistens nicht durchgängig gewährleistet werden. Ein Transport von Personen in Betten ist daher oftmals nicht möglich und im Allgemeinen auch nicht vorgesehen, da in Altenpflege-/Senioreneinrichtungen nicht grundsätzlich die Notwendigkeit besteht, wie z.B. in Krankenhäusern, dass Bewohner liegend befördert werden müssen. Somit ist es empfehlenswert, fahrbare Krankentragen sowie entsprechende Fluchthauben vorzuhalten.

Weiterhin sollte sich zwingend unter jeder Bettmatratze ein Evakuierungstuch befinden. Mit diesem Hilfsmittel kann unter Beachtung des Gesundheitszustandes eine Räumung auch durch Pflegpersonal in einen benachbarten brandschutztechnisch abgetrennten Bereich erfolgen.

Um eine frühzeitige Brandentdeckung und einen frühzeitigen Einsatz der Rettungsmaßnahmen zu erreichen, sind Gebäude mit Nutzungseinheiten zum Zwecke der

Pflege oder Betreuung von Personen mit Pflegebedürftigkeit oder Behinderung, deren Selbstrettungsfähigkeit eingeschränkt ist, mit automatischen, flächendeckenden Brandfrüherkennungsanlagen auszustatten. Diese Brandfrüherkennungsanlagen sind mit Übertragungseinrichtungen auszuführen, die den Fernalarm direkt auf die alarmauslösende Leitstelle der Feuerwehr übertragen. Auf eine interne akustische Alarmanlage ist zur Vermeidung von ungewollten Reaktionen zu verzichten. Auf fremde Hilfe angewiesene Personen erhalten sonst ungewollt von der Gefahrensituation Kenntnis und geraten unter zu großen psychischen Druck.

Pflege-/Betreuungseinrichtungen sind mit Sicherheitsstromversorgungsanlagen zu versehen. Diese sollen bei Ausfall der allgemeinen Stromversorgung den Betrieb der sicherheitstechnischen Anlagen und Einrichtungen übernehmen.

Rettungswege und Räume für die Untersuchung, Behandlung, Unterbringung und Pflege müssen eine Sicherheitsbeleuchtung haben, die auch die Sicherheitszeichen beleuchtet.

Um die sicherheitstechnischen Einrichtungen zu schützen, müssen insbesondere Gebäude zum Zwecke der Pflege oder Betreuung Blitzschutzanlagen haben (äußerer und innerer Blitzschutz).

Die elektrischen Anlagen (ortsfeste und nicht ortsfeste) sind regelmäßig durch ein anerkanntes Fachunternehmen zu überprüfen (siehe Berufsgenossenschaftliche Vorschriften).

8.6   Brandfrüherkennungsanlagen

In Gebäuden, in denen sich Menschen mit Behinderungen oder pflegebedürftige, auf fremde Hilfe angewiesene Personen nicht nur zeitweilig aufhalten, sind grundsätzlich automatische Brandfrüherkennungsanlagen vorzusehen. Die Planung, Errichtung und Unterhaltung ist unter Beachtung der anerkannten Regeln der Technik (hier DIN 14675:2012 bzw. DIN EN 54-1:2011) von zertifizierten Fachplanern, Errichtern und Fachfirmen durchzuführen.

Automatische Brandfrüherkennungsanlagen (im Allgemeinen Brandmeldeanlage – BMA) erfüllen ihre ureigene Funktion, unter Berücksichtigung des Schutzziels der frühzeitigen Branderkennung mit möglichst frühzeitiger Einleitung von Rettungsmaßnahmen, mit hinreichender Wahrscheinlichkeit lediglich als flächendeckende BMA (Kategorie I), vornehmlich Kenngröße »Rauch«, und Weiterleitung des Fernalarms an eine behördlich benannte ständig besetzte Stelle (öffentliche Rettungsleitstelle einer Feuerwehr oder eines Landkreises).

Die Weiterleitung lediglich auf einen Schwesternnotruf, Pförtner oder privaten Wachdienst führt in der Praxis erfahrungsgemäß nicht zur Erfüllung des o. g. Schutzziels. Dies belegen leider immer wieder Schadensereignisse, bei denen es zu gefährlichen Zeitverzögerungen durch menschliches Versagen kam.

Da Brandfrüherkennungsanlagen ebenfalls zur Kompensation von Abweichungen der baurechtlichen Vorschriften eingesetzt werden, z. B. bei Nutzung eines notwendigen Flures als Aufenthaltszone, dienen BMA der Aufrechthaltung der Schutzziele gemäß §§ 3 und 14 MBO. Aus brandschutztechnischer Sicht ist eine Brandfrüherkennungsanlage nur dann als Kompensation von Abweichungen geeignet, wenn der Überwachungsumfang und die Weiterleitung des Fernalarms an eine behördlich benannte ständig besetzte Stelle (s. o.) gewährleistet ist.

8.7 Kennzeichnung der Rettungswege

Alle Informationen zur Führung der Rettungswege müssen unter Beachtung des Grundsatzes der gleichberechtigten Nutzung auch von Menschen mit sensorischen Einschränkungen deutlich und frühzeitig wahrgenommen und erkannt werden können. Dies betrifft außer der Kennzeichnung der Rettungswege auch Notruf- und Gefahrenmeldeanlagen.

Um diesen Anforderungen gerecht zu werden, ist es erforderlich, dass mindestens zwei der Sinne Hören, Sehen oder Tasten angesprochen werden. Die o. g. Forderungen können durch geschlossene Informationsketten, z. B. Informations- und Leitsysteme, realisiert werden. Hierfür stehen, neben den Anforderungen des Arbeitsstättenrechts (ASR § 4/3), umfangreiche Normungen und berufsgenossenschaftliche Regelungen zur Verfügung. Insbesondere regelt die BGR 216 (Hauptverband der gewerblichen Berufsgenossenschaften 2001) nicht bodennahe bzw. bodennahe Sicherheitsleitsysteme, elektrische Systeme sowie lichtspeichernde Systeme.

Als taktile Hinweise auf Rettungswege können zum Beispiel Handläufe dienen; dies ermöglicht gleichzeitig den Einsatzkräften der Feuerwehr eine Orientierung bei der Rettung und Brandbekämpfung in stark verrauchten Gängen, Fluren, Treppenräumen etc.

Erforderliche Flucht- und Rettungspläne sind durch nationale und internationale Normen (DIN 4844-1; DIN 4844-2; DIN ISO 23601:2009) sowie über die entsprechenden Arbeitsstättenrichtlinien (ASR A1.3; ASR A2.3) geregelt. Unter Beachtung der individuellen Ausrichtung eines Informationssystems für blinde und stark sehbehinderte Personen können auch Flucht- und Rettungspläne in entsprechenden baulichen Anlagen als taktile Informationselemente hergestellt werden.

8.8   Prüfungen

In den Bundesländern sind, entsprechend der Muster-Prüfverordnung, folgende technische Anlagen und Einrichtungen …
- vor der ersten Aufnahme der Nutzung der baulichen Anlagen,
- unverzüglich nach einer technischen Änderung der baulichen Anlagen sowie
- unverzüglich nach einer wesentlichen Änderung der technischen Anlagen sowie
- jeweils innerhalb einer Frist von drei Jahren (wiederkehrende Prüfungen)

durch Prüfsachverständige bzw. bauaufsichtlich anerkannte Sachverständige auf ihre Betriebssicherheit und Wirksamkeit einschließlich des bestimmungsgemäßen Zusammenwirkens von Anlagen (Wirk-Prinzip-Prüfung) zu prüfen:
- Lüftungsanlagen, ausgenommen solche, die einzelne Räume im selben Geschoss unmittelbar ins Freie be- oder entlüften,
- Rauchabzugsanlagen,
- Druckbelüftungsanlagen,
- selbsttätige Feuerlöschanlagen,
- nicht selbsttätige Feuerlöschanlagen mit nassen Steigleitungen,
- Druckerhöhungsanlagen für Feuerlöschanlagen einschließlich des Anschlusses an die Wasserversorgungsanlage,
- Brandmelde- und Alarmierungsanlagen,
- Sicherheitsstromversorgungsanlagen (vgl. Muster-Prüfverordnung 2011).

Die Überprüfung der sicherheitstechnischen Anlagen im Sinne der Prüfverordnungen durch bauaufsichtlich anerkannte Sachverständige sollte grundsätzlich immer erfolgen.

Der Geltungsbereich sieht Gebäude zum Zwecke der Pflege oder Betreuung von Personen mit Pflegebedürftigkeit oder Behinderung nicht ausdrücklich vor. Jedoch sind Krankenhäuser und Pflegeheime im Anwendungsbereich der Prüfverordnung erfasst.

Nach erfolgter Rechtsentscheidung sind Alten- und Pflegeheime in der brandschutztechnischen Beurteilung im Wesentlichen den Krankenhäusern gleichzusetzen. Eine Prüfung sicherheitstechnischer Anlagen durch Prüfsachverständige/bauaufsichtlich anerkannte Sachverständige sollte auf jeden Fall unter Berücksichtigung der »Grundsätze für die Prüfung technischer Anlagen und Einrichtungen (…)« erfolgen. Die Prüfgrundsätze sind in einigen Bundesländern bereits bauaufsichtlich eingeführt. Entsprechend der Prüfverordnung hat der Betreiber die Prüfung der sicherheitstechnischen Anlagen zu veranlassen.

In Gebäuden zum Zwecke der Pflege oder Betreuung von Personen mit Pflegebedürftigkeit oder Behinderung sind entsprechend der Brandschutz-/Feuerschutzgesetze der Bundesländer Städte mit Berufsfeuerwehr, Landkreise oder Gemeinden verpflichtet, in regelmäßigen Abständen eine Brandverhütungsschau durchzuführen. Je nach Bundesland lautet die Bezeichnung auch Brandschau oder Feuerbeschau.

Hierbei sind Mängel festzustellen, die Brand- und Explosionsgefahren verursachen, die Rettung von Menschen gefährden sowie wirksame Löscharbeiten behindern können.

Die Brandschau wird im Allgemeinen durch Feuerwehren oder von Brandschutzingenieuren/-prüfern der Kreise durchgeführt. In einigen Bundesländern können die Behörden auch private Sachverständige beauftragen. Bei der Überprüfung handelt es sich um eine Maßnahme der allgemeinen Gefahrenabwehr, sodass Betreiber von baulichen Anlagen diese zu dulden haben. Ein Anspruch auf Durchführung besteht in der Regel nicht. Sollte seitens der Betreiber der Wunsch nach einer Überprüfung bestehen, wird empfohlen, geeignete Fachleute zu beauftragen.

Die Planung und Errichtung von baulichen Anlagen mit besonderen Anforderungen sollte grundsätzlich unter Abstimmung mit den für den Brandschutz zuständigen Stellen (z. B. Genehmigungsbehörden, Brandschutzdienststellen, Brandschutzingenieuren-/prüfern, Feuerwehren) frühzeitig erfolgen.

Da für Gebäude mit Bewohnern, deren Selbstrettungsfähigkeit eingeschränkt ist, eine Vielzahl baulicher, technischer und betrieblicher Maßnahmen zu beachten ist, sollte ein umfassendes ganzheitliches Brandschutzkonzept erstellt werden, welches auch Anforderungen des Arbeitsschutzes berücksichtigt. Das Brandschutzkonzept ist folgend in das allgemeine Risikomanagement einzubinden.

Um im Planungsprozess frühzeitig größtmögliche Planungssicherheit zu erreichen bzw. für einen risikoangepassten Betrieb zu sorgen, sollte ein qualifizierter Fachplaner für den vorbeugenden Brandschutz eingeschaltet werden.

Literatur

Arbeitsstättenrecht; http://www.baua.de/de/Themen-von-A-Z/Arbeitsstaetten/Arbeitsstaettenrecht.html (1. 2. 2014)

DIN EN 54-1:2011: Brandmeldeanlagen

DIN 14675:2012: Brandmeldeanlagen – Aufbau und Betrieb

DIN VDE 0833: Gefahrenmeldeanlagen für Brand, Einbruch und Überfall

DIN 4844-1; DIN 4844-2: Graphische Symbole – Sicherheitsfarben und Sicherheitszeichen

DIN ISO 23601:2009: Sicherheitskennzeichnung – Flucht- und Rettungspläne

DIN CEN/TS 81-76: Sicherheitsregeln für die Konstruktion und den Einbau von Aufzügen – Besondere Anwendungen für Personen- und Lastenaufzüge – Teil 76: Personenaufzüge für die Evakuierung von Personen mit Behinderungen

Famers, Gabriele; Messerer, Joseph: »Rettung von Personen« und »wirksame Löscharbeiten« – bauordnungsrechtliche Schutzziele mit Blick auf die Entrauchung. Ein Grundsatzpapier der Fachkommission Bauaufsicht. 2008; Download unter: http://www.is-argebau.de/verzeichnis.aspx?id=1426&o=759O1426 (1. 2. 2014)

Gesamtverband der Deutschen Versicherungswirtschaft e. V. (Hrsg.): Krankenhäuser, Pflegeheime und ähnliche Einrichtungen zur Unterbringung oder Behandlung von Personen. Richtlinien für den Brandschutz (VdS 2226:2008-01 (04). VdS Schadenverhütung Verlag, Köln o. J.; http://vds.de/fileadmin/vds_publikationen/vds_2226_web.pdf (1. 2. 2014)

Gesetz über die Durchführung von Maßnahmen des Arbeitsschutzes zur Verbesserung der Sicherheit und des Gesundheitsschutzes der Beschäftigten bei der Arbeit. Arbeitsschutzgesetz (ArbSchG); http://www.gesetze-im-internet.de/bundesrecht/arbschg/gesamt.pdf (1. 2. 2014)

Grundsätze für die Prüfung technischer Anlagen und Einrichtungen entsprechend der Muster-Prüfverordnung durch bauaufsichtlich anerkannte Sachverständige. Veröffentlicht durch den Arbeitskreis Technische Gebäudeausrüstung der Fachkommission Bauaufsicht. Fassung Dezember 2001; http://www.pvting.de/downloads/Pruefgrundsaetze.pdf (1. 2. 2014)

Hauptverband der gewerblichen Berufsgenossenschaften (Hrsg.): BGR 216: Optische Sicherheitsleitsysteme (einschließlich Sicherheitsbeleuchtung). 2001; http://publikationen.dguv.de/dguv/pdf/10002/bgr216.pdf (1. 2. 2014)

Musterbauordnung – MBO – Fassung November 2002. Zuletzt geändert durch Beschluss der Bauministerkonferenz vom 21. 09. 2012; Download unter http://www.bauministerkonferenz.de/verzeichnis.aspx?id=991&o=759O986O991 (1. 2. 2014)

Muster-Verordnung über Prüfungen von technischen Anlagen nach Bauordnungsrecht – MPrüfVO – (Muster-Prüfverordnung). Stand März 2011; http://www.pvting.de/downloads/MPruefVO_2011-03.pdf (1. 2. 2014)

Technische Regeln für Arbeitsstätten. ASR A1.3: Sicherheits- und Gesundheitskennzeichnung; http://www.baua.de/de/Themen-von-A-Z/Arbeitsstaetten/ASR/pdf/ASR-A1-3.pdf?__blob=publicationFile&v=9 (1. 2. 2014); ASR A2.3: Fluchtwege und Notausgänge, Flucht- und Rettungsplan; http://www.baua.de/de/Themen-von-A-Z/Arbeitsstaetten/ASR/pdf/ASR-A2-3.pdf?__blob=publicationFile (1. 2. 2014)

Verordnung über Arbeitsstätten (Arbeitsstättenverordnung – ArbStättV); http://www.gesetze-im-internet.de/bundesrecht/arbst_ttv_2004/gesamt.pdf (1. 2. 2014)

http://www.bravors.brandenburg.de/sixcms/detail.php?gsid=land_bb_bravors_01.c.37237.de (1. 2. 2014)

http://www.saarland.de/dokumente/thema_bauen_und_wohnen/KhBauR.pdf (1. 2. 2014) http://www.bscon.info/downloads/Rechtsvorschriften/RL__Bau-_und_Betrieb_Pflege-und_Betreuung_17.03.2011.pdf (1. 2. 2014)

http://www.saarland.de/dokumente/thema_bauen_und_wohnen/HeimR.pdf (1. 2. 2014)

https://wirtschaft.hessen.de/sites/default/files/HMWVL/handlungsempfehlungen_zum_vorbeugenden_brandschutz_in_altenpflegeheimen_he-gruppenbetreuung_stand_dezember_2011.pdf (1. 2. 2014)

http://mvi.baden-wuerttemberg.de/fileadmin/redaktion/m-mvi/intern/dateien/PDF/Bauvorschriften/Hinweise_Krankenhaeuser.pdf (1. 2. 2014)

http://www.fm.rlp.de/fileadmin/fm/downloads/bauen/baurecht_bautechnik/bauvorschriften/technische_baubestimmungen/Brandschutz_LWTG_neu.pdf (1. 2. 2014)

http://www.ingenieurkammer-mv.de/upload/483/1252575285_19210_16978.pdf (1. 2. 2014)

http://www.ingenieurkammer-mv.de/upload/483/1252575285_19210_16978.pdf (1. 2. 2014)

Bauministerkonferenz, Download unter: http://www.bauministerkonferenz.de/verzeichnis.aspx?id=991&o=759O986O991 (1. 2. 2014)

9 DATENSCHUTZ & DATENSICHERHEIT: RISIKEN ERKENNEN, EINSCHÄTZEN, VERMEIDEN

Thomas Althammer

Der Einsatz von EDV-Systemen ist aus Pflegeeinrichtungen nicht mehr wegzudenken: In der Verwaltung, zur Erstellung der monatlichen Abrechnung, für die Kommunikation und mit der Website in der Außendarstellung – alle Abteilungen eines Hauses nutzen teils sehr intensiv verschiedene Arten von IT-Systemen. Damit sind Computer zu einem unverzichtbaren Teil der Abläufe in Pflegeeinrichtungen geworden.

Im Kerngeschäft einer Einrichtung, der eigentlichen Pflege der Bewohner, wird bis heute noch häufig papiergestützt geplant und dokumentiert. In den letzten Jahren haben EDV-Programme aber auch hier verstärkt Einzug gehalten. Durch immer neue Anforderungen an Assessments und Pflegeplanung in Verbindung mit den anhaltenden Qualitätsdebatten ist vielfach ein Fokus auf die Auswertbarkeit der Dokumentationsunterlagen gelegt worden. Zusammen mit indikatorbasierten Risikomanagementansätzen und nicht zuletzt der Formierung größerer Träger und Ketten nimmt der EDV-Einsatz stetig zu: In einer nicht-repräsentativen Umfrage aus dem Jahr 2012 gaben rund 55 Prozent der befragten 292 Leitungskräfte stationärer Pflegeeinrichtungen in Deutschland an, bereits per EDV zu dokumentieren oder eine Umstellung von Papier auf ein elektronisches Dokumentationssystem konkret zu planen.

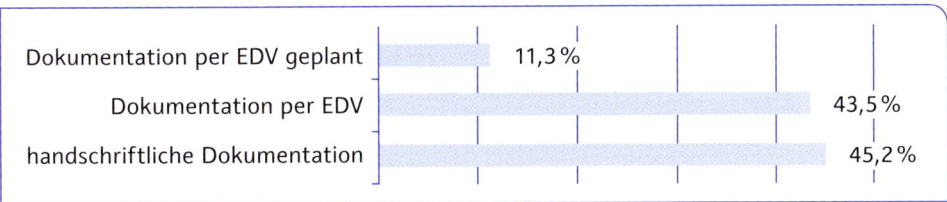

Abb. 9.1: Dokumentationsform von (Pflege-)Leistungen (Stand 2012).

Mit zunehmender Abhängigkeit von IT-gestützten Verfahren müssen damit einhergehende Nebeneffekte im Risikomanagement der Einrichtung berücksichtigt werden. Der Bereich Datenschutz ist zunächst unerheblich von der Frage zu sehen, ob papiergestützt oder mit elektronischen Systemen personenbezogene Daten erfasst werden. Der Umgang mit diesen sensiblen Daten ist gesetzlich geregelt und sieht besonderen Schutzbedarf vor, wenn zum Beispiel Informationen zur Gesundheit oder zur politischen, religiösen oder sexuellen Orientierung verarbeitet werden (vgl. § 3 Abs. 9 Bundesdatenschutzgesetz (BDSG)). In jeder Pflegeeinrichtung werden diese Daten erhoben und genutzt.

Für den Schutz der anvertrauten Daten müssen kraft Gesetz technisch-organisatorische Maßnahmen ergriffen werden. Bei Einsatz einer EDV-Dokumentation sind noch weitreichendere Aspekte zu berücksichtigen, da Daten von verschiedenen Stellen und ortsungebunden erhoben, eingesehen und verarbeitet werden können. Zur Einhaltung der einschlägigen Datenschutzvorschriften ist damit ein wesentlich höherer Aufwand erforderlich, um ein angemessenes Datenschutzniveau zu erreichen.

Neben dem Schutz der Daten vor unbefugter Einsicht (»Datenschutz«) befasst sich das Risikomanagement zum Thema »Datensicherheit« mit dem Schutz der Daten vor Verlust oder Zerstörung. Je mehr Bereiche einer Einrichtung EDV-Systeme einsetzen, desto größer sind die Auswirkungen von Systemausfällen. Ist eine IT-Lösung nicht verfügbar oder sind gar Daten verloren gegangen, können wesentliche Prozesse der Einrichtung nicht ausreichend unterstützt werden. Unter Umständen entstehen lebensbedrohliche Situationen, wenn keine Notfalldokumentation greifbar ist und Bewohnern lebenswichtige Medikamente verabreicht werden müssen.

In der zuvor erwähnten Studie wurden die knapp 300 Teilnehmer gefragt, ob in ihrer Einrichtung bereits Daten verloren gegangen sind. Rund ein Viertel der befragten Leitungskräfte gab an, dass es bereits zu einem Datenverlust gekommen ist. Nicht in allen Fällen waren die Daten dann von Backup-Medien wiederherstellbar.

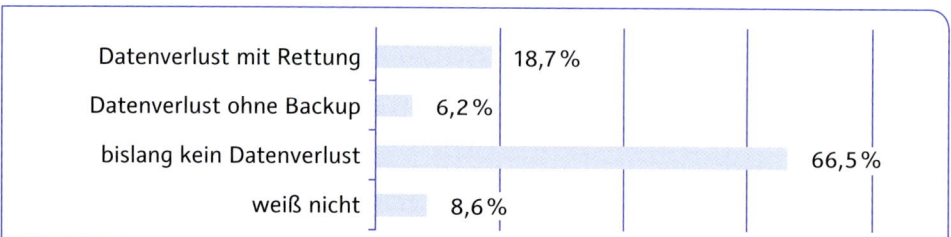

Abb. 9.2: Erfahrungen mit Datenverlust in stationären Pflegeeinrichtungen.

Die Bedeutung von Datenschutz und Datensicherheit steigt mit der zunehmenden Verbreitung IT-gestützter Verfahren und Prozesse. Pflegeeinrichtungen sind heute abhängig von einem reibungslosen Betrieb ihrer Systeme und müssen gleichzeitig dafür Sorge tragen, dass die ihnen anvertrauten Daten sicher und vertraulich behandelt werden.

9.1 Risikomanagement und Datenschutz

Datenschutz bezieht sich ausschließlich auf den Umgang mit personenbezogenen Daten. Diese dürfen nur erhoben, verarbeitet oder genutzt werden, wenn es hierfür eine gesetzliche Regelung gibt oder eine Einwilligung des Betroffen vorliegt. Grundsätzlich gilt bei personenbezogenen Daten also ein generelles Verbot mit Erlaubnisvorbehalt.

Das Bundesdatenschutzgesetz beschreibt konkrete Anforderungen für die Sicherstellung des Datenschutzes in Unternehmen und öffentlichen Einrichtungen. Ob diese abstrakten Vorgaben ausreichend umgesetzt sind, ist jedoch häufig eine Frage der Interpretation. Datenschutz kann sowohl pragmatisch und lösungsorientiert als auch überladen und nahezu geschäftshindernd umgesetzt werden. Die verarbeitende Stelle und die Umstände definieren die Angemessenheit des Datenschutzniveaus.

In einigen Teilbereichen und Branchen gibt es Präzisierungen und Empfehlungen, die deutlicher die genauen Anforderungen beschreiben. So hat im Jahr 2011 die Konferenz der Datenschutzbeauftragten des Bundes, der Länder und der beiden großen Kirchen in Deutschland eine Orientierungshilfe Krankenhausinformationssysteme (OH-KIS) vorgelegt, die sehr genau die technischen und organisatorischen Anforderungen an IT-Systeme in Kliniken aus Sicht der Datenschützer definiert. Für Pflegeeinrichtungen gibt es zur Drucklegung dieses Buches noch kein vergleichbares offizielles Dokument. Die OH-KIS kann jedoch als Grundlage und Orientierung verwendet werden, da die grundsätzlichen Datenarten und viele inhaltliche Forderungen in ähnlicher Form auch auf Pflegeeinrichtungen angewandt werden können. Der Bereich Gesundheit und Soziales ist auch weiterhin im Fokus der Datenschützer.

9.1.1 Kontrollen durch Aufsichtsbehörden

Die Unsicherheit ist groß, wenn es um schriftliche Anfragen oder gar persönliche Kontrollen durch die Datenschutz-Aufsichtsbehörden geht. Anlassbezogene Prüfungen erfolgen meist nach einer Anzeige. Immer häufiger werden Unternehmen aber auch stichprobenartig wie bei einer Steuerprüfung angeschrieben und um detaillierte Auskunft zur Umsetzung der Datenschutzgesetze gebeten. Neben den einschlägigen gesetzlichen Bestimmungen werden aktuelle Themen und Entwicklungen, wie zum Beispiel der Umgang mit Videoüberwachung, E-Mail oder verschlüsselten Datenträgern gezielt untersucht. Tabelle 9.1 gibt einen Überblick über bekannte Aufforderungen zur Offenlegung des Umsetzungsgrades von Datenschutzmaßnahmen.

Tabelle 9.1: Umfang und Inhalt von Kontrollen durch Datenschutz-Aufsichtsbehörden

Themenbereich	Gegenstand der Überprüfung

Allgemeines & Datenschutz-beauftragter	• Rechtsgrundlagen für die Verarbeitung der verschiedenen Arten personenbezogener Daten (§ 28 BDSG)
	• Bestellung des Datenschutzbeauftragten nach § 4f BDSG, sofern dieser erforderlich ist, inkl.
	  – Nachweise über Fort- und Weiterbildungen
	  – Tätigkeitsnachweise wie Jahres-/Quartalsberichte
	  – Datenschutzrichtlinien und Informationen an Mitarbeiter
	  – Nachweise über Mitarbeiterschulungen
	• Richtlinien und Anweisungen zur Einbeziehung des Datenschutzbeauftragten
	• Vorgesehener Zeitanteil für den Datenschutzbeauftragten sowie ggf. übertragene sonstige Aufgaben
	• Vorgesehenes Budget für den Datenschutzbeauftragten und dessen Eingliederung in das Unternehmen
	• Angaben zu Ansprechpartner für betroffene Personen, die ihre Datenschutzrechte wahrnehmen wollen (§ 35 BDSG)

Mitarbeiter & Prozesse	• Offenlegung des Verfahrensverzeichnisses (§ 4g BDSG)
	• Verpflichtung von Mitarbeitern auf das Datengeheimnis (§ 5 BDSG)
	  – Wann erfolgt die Verpflichtung?
	  – Wer hat verpflichtet?
	  – Vorlage Musterformular
	• Auftragsdatenverarbeitung nach § 11 BDSG
	  – Offenlegung der externen Dienstleister
	  – Vorlage des Mustervertrages
	  – Offenlegung der Kriterien, nach denen Dienstleister ausgewählt werden
	  – Wie wird die Einhaltung der Auftragsbedingungen überwacht?

Konkrete und aktuelle Themen	• Einsatz von Videoüberwachung
	  – Zu welchem Zweck wird Videoüberwachung eingesetzt?
	  – Gibt es dazu schriftlichen Festlegungen nach § 6b BDSG?
	  – Dokumentation der Überwachungsmittel
	  – Details über Beobachtung und Aufzeichnung – wer hat Zugriff darauf?
	  – Angaben zu Speicherungszeiten und Löschfristen
	• Private Nutzung von dienstlichen Kommunikationsmitteln
	  – Telefon/Handy, Smartphone, PC/Laptop, Internet, E-Mail
	  – Offenlegung der Regelungen
	• Private Kommunikationsmittel mit dienstlicher Nutzung
	  – Smartphone, Laptop?
	  – Offenlegung der Regelungen
	• Festlegungen zur Sperrung/Löschung nicht mehr erforderlicher Daten

Themenbereich	Gegenstand der Überprüfung

Technisch-organi-satorische Maß-nahmen	• Übersicht über getroffene technische und organisatorische Maßnah-men nach § 9 BDSG
	   – Vorlage Gesamtkonzept über die Sicherheitsmaßnahmen
	   – Angaben zu externer Auditierung/Zertifizierung der getroffenen Maßnahmen
	   – Einsatz von Verschlüsselung bei mobilen Datenträgern
	   – Sichere Löschung von Altgeräten bzw. Altdatenträgern
	   – Datenschutzgerechte Entsorgung von Altpapier
	   – Versand von personenbezogenen Daten in E-Mails
	• Vorbereitung zum Umgang mit einer Datenpanne nach § 42a BDSG
	• Vorhandensein und Nutzung eines Notfallplans

9.1.2 Konsequenzen bei Datenschutzverstößen

Bei einem unzulässigen Umgang mit den anvertrauten personenbezogenen Daten können durch die Aufsichtsbehörden Bußgelder festgesetzt werden:
• bis zu 50.000 EUR bei Verstößen gegen Formvorschriften, zum Beispiel wenn kein Datenschutzbeauftragter benannt ist oder andere Forderungen des Bundesdaten-schutzgesetztes nicht beachtet wurden;
• bis zu 300.000 EUR zzgl. Gewinnabschöpfung für schwerwiegende Verstöße, zum Beispiel bei illegalem Adresshandel (vgl. § 43 BDSG).

In der Praxis werden Bußgelder jedoch eher selten verhängt und der Bußgeldrahmen meist nicht ausgeschöpft. Bei Handlung gegen Entgelt oder anderen schwerwiegenden Verstößen können Freiheitsstrafen von bis zu zwei Jahren nach § 44 BDSG ausgespro-chen werden. Problematisch ist hierbei, dass durch die Organ- oder Vertreterhaftung die Verantwortung Geschäftsführern, Vorständen oder anderen Leitungspositionen zugerechnet werden kann (vgl. § 14 StGB). Neben dem Datenschutz sind auch die ge-setzlichen Regelungen zur Schweigepflicht zu beachten. In der Pflege handelt es sich bei den verarbeiteten Daten häufig um Privatgeheimnisse, für die das Strafgesetzbuch bei Offenbarung nach § 203 Freiheitsstrafen bis zu einem Jahr oder Geldstrafen vor-sieht.

Mit der Datenschutznovelle II im Jahr 2009 wurde die Meldepflicht von Daten-schutzpannen eingeführt: Unternehmen müssen Kunden oder Mitarbeiter informie-ren, wenn deren Daten in falsche Hände gelangt sind oder die Kenntniserlangung durch Unbefugte nicht ausgeschlossen werden kann. Im Falle eines überschaubaren Kreises an Betroffenen können diese direkt informiert werden. Das ist jedoch nicht immer möglich oder praktikabel, beispielsweise wenn eine große Menge an Daten ver-loren gegangen ist oder wenn sich nicht klar bestimmen lässt, wer konkret betroffen sein könnte. Für diesen Fall sieht der Gesetzgeber vor, dass halbseitige Anzeigen in zwei bundesweit erscheinenden Tageszeitungen geschaltet werden müssen, um die Betroffenen zu informieren (§ 42a BDSG).

Die damit verbundenen Konsequenzen sorgen für Reputationsverlust und einen indirekten finanziellen Schaden. In der Presse werden Datenschutzverstöße vermehrt aufgegriffen und gerade im Internet schnell weiterverbreitet. Die Seite www.projektdatenschutz.de sammelt zum Beispiel Datenpannen im Bundesgebiet und erlaubt eine zielgerichtete Recherche nach Vorfällen.

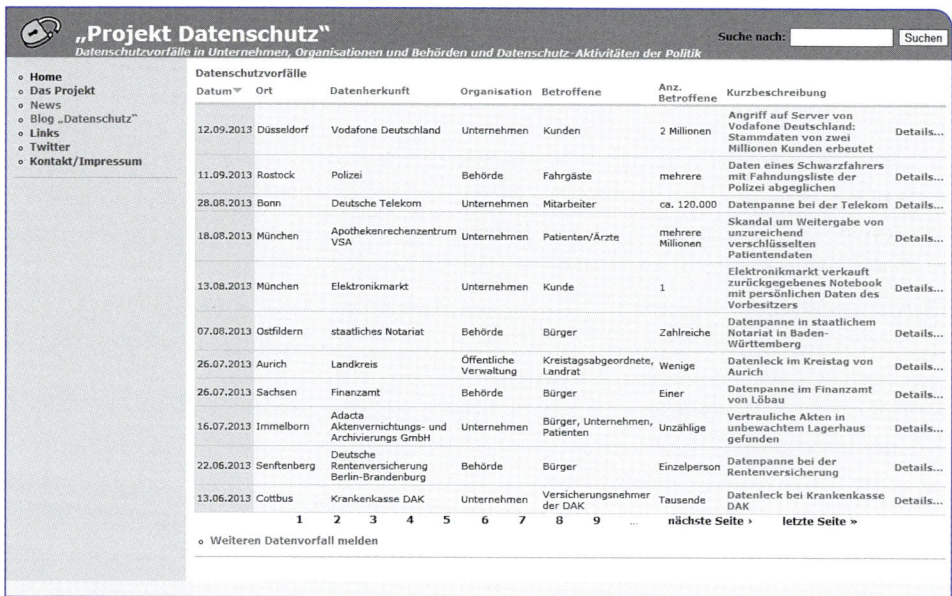

Abb. 9.3: Öffentliche Dokumentation von Datenschutzvorfällen, zum Beispiel auf www.projektdatenschutz.de.

9.1.3 Umgang mit Datenpannen

Im Fall des Verlusts von Backup-Medien bei einem Krankenhaus in Baden-Württemberg im Jahr 2012 führte die Veröffentlichung der Anzeigen zur Benachrichtigung von Betroffenen zu einer regen Berichterstattung. Reportagen wurden im Regionalfernsehen ausgestrahlt und in der Online-Reputation standen Nachrichten zu diesem Vorfall weit oben in den Trefferlisten der Suchmaschinen. Der entstandene Schaden wird in dieser Form zwangsläufig größer sein als die von den Aufsichtsbehörden auferlegten Bußgelder.

Das Risiko einer Datenpanne kann jedes Unternehmen jederzeit treffen. Sind für diesen Fall die Abläufe definiert? Wer ist auskunftsberechtigt gegenüber der Presse? Wer ist verantwortlich für die Klärung der Umstände intern? In vielen Einrichtungen gibt es derartige Überlegungen als Teil eines Brandschutzkonzepts, um im Fall eines Brandes Pressevertretern Rede und Antwort stehen zu können. Aufgrund des gestiegenen Bewusstseins und der Tragweite von Datenschutzpannen sind Überlegungen zur Kommunikationsstrategie bei Notfällen auch auf den Bereich Datenschutz übertragbar.

Neben der zuvor beschriebenen Möglichkeit der Anfrage oder Kontrolle durch Aufsichtsbehörden gibt es ein gesetzlich verankertes Recht Betroffener auf Auskunft zu den über sie gespeicherten Daten (vgl. § 34 BDSG). Im Zuge der öffentlichen Debatte um die Weiterentwicklung des Datenschutzes in Europa werden Betroffene von diesem Recht in Zukunft verstärkt Gebrauch machen. Große Unternehmen verzeichnen bereits einen Zuwachs an Anfragen über Art und Umfang der zu Einzelpersonen gespeicherten Daten. Ein Prozess zum Umgang mit Anfragen von Verbrauchern oder Aufsichtsbehörden sollte Teil des Datenschutzkonzepts sein, aber auch als Teil des Risikomanagements in der Einrichtung betrachtet werden.

9.2 Risikomanagement und Datensicherheit

Ausfall oder Verlust elementarer Daten oder IT-Systeme kann schwerwiegende Folgen für die Prozesse in Pflegeeinrichtungen haben. Die Sicherheit und Verfügbarkeit von Daten wird daher im Sinne von »Business Continuity« im Rahmen des IT-Notfallmanagements organisiert. Es zielt darauf ab, Ausnahmesituationen oder Krisen in ihrer Schadenswirkung zu begrenzen. Entgegen weitläufiger Annahme wird dabei nicht primär auf die Absicherung der IT-Systeme fokussiert, sondern ausgehend von organisatorischen Strukturen versucht, die Beeinträchtigung wichtiger Arbeitsabläufe (»Geschäftsprozesse«) bei Notfällen zu vermeiden.

Häufig gibt es keine ausreichende Vorsorge oder Notfallpläne für einen Ausfall. In einer Studie des Bundesamts für Sicherheit in der Informationstechnik (BSI) aus dem Jahr 2011 wurden kleine und mittlere Unternehmen nach dem Umsetzungsgrad zum Thema IT-Sicherheit befragt. Dabei schnitten Themen wie die Datensicherung grundsätzlich gut ab, deutliche Schwächen und erheblichen Nachholbedarf wurden jedoch im Umgang mit Sicherheitsvorfällen, dem Notfallmanagement und der Bewertung der Gefahrenbereiche ermittelt.

Wie nah diese Bereiche beieinander liegen, zeigt ein Vorfall aus dem Jahr 2009: In einem großen Alten- und Pflegeheim kam es zu einem Hardware-Defekt auf den Festplatten des Servers, in dessen Folge ein Datenbestand von rund 20 Gigabyte verloren ging. Beim Heranziehen der Datensicherung wurde zum einen festgestellt, dass die betreffende

Datenbank nicht auf den Sicherungsbändern enthalten war. Zum anderen zeigten sich Lücken im Sicherungskonzept: Es konnte maximal zwei Wochen zurück auf Sicherungen zurückgegriffen werden, Monats- oder Quartalssicherungen existierten nicht.

Für die Rekonstruktion der Daten wurden Kosten in Höhe von rund 1.000 EUR pro Bewohner ermittelt, hauptsächlich für die kurzfristige Personalbeschaffung zur Neueingabe sämtlicher Verwaltungs-, Abrechnungs- und Pflegedaten. Der Reputationsverlust durch die Notwendigkeit, eine MDK-Prüfung verschieben zu lassen und Pflegekassen über den verspäteten Versand der Rechnungen zu informieren, ist in diesen Kosten nicht eingerechnet. Der Vorfall ist überregional bekannt geworden. In diesem Fall handelte es sich um einen Träger, der Personal kurzfristig aus anderen Einrichtungen zusammenziehen konnte. Eine einzelne Einrichtung hätte sich von den Folgen nur sehr viel schwerer erholen können.

9.2.1   Notfallmanagement-Prozessmodell

Für den Bereich IT-Notfallmanagement und Notfallvorsorge gibt es allgemein anerkannte Standards, die ein geeignetes Vorgehensmodell bereithalten. Der BSI-Standard 100-4 »Notfallmanagement« zur Business Continuity beschreibt eine mögliche Herangehensweise für die Initiierung und Umsetzung der notwendigen Konzepte.

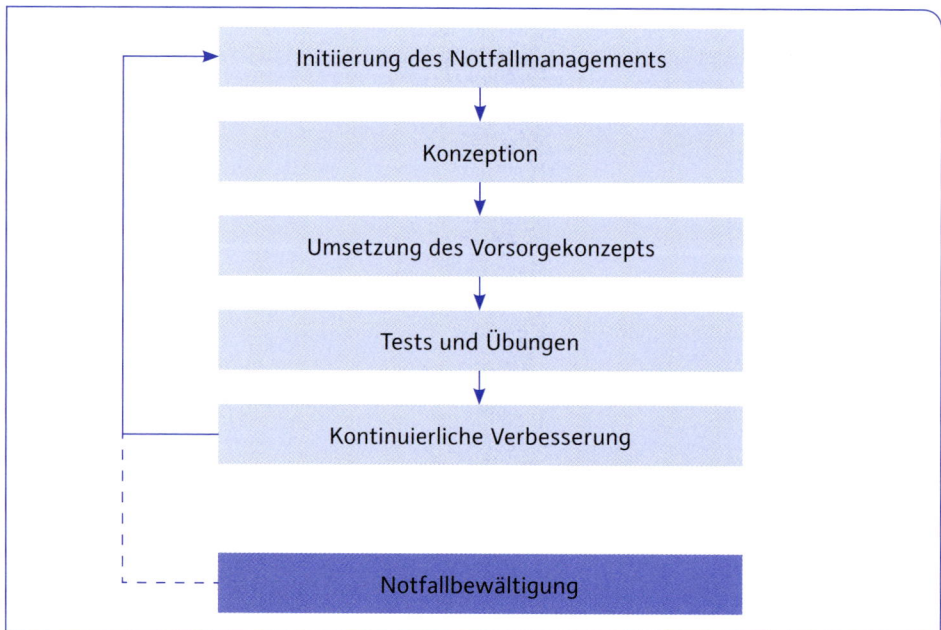

Abb. 9.4: Notfallmanagement-Prozess in Anlehnung an BSI-Standard 100-4.

IT-Notfallmanagement setzt dabei nicht bei den IT-Systemen an, sondern verfolgt einen prozessorientierten Ansatz. Im Rahmen der »Business Impact Analyse« werden wesentliche Kernprozesse einer Einrichtung analysiert: Welche Folgen drohen, wenn Geschäftsprozesse beeinträchtigt sind oder ausfallen? Die Arbeitsabläufe werden anhand von Schadenskategorien und Schutzbedarfen untersucht und in einem Bewertungsschema dokumentiert, wie die folgende Tabelle für zwei exemplarische Prozesse einer Pflegeeinrichtung zeigt.

Tabelle 9.2: Schadensbewertung für die Prozesse Rechnungslauf und Medikamente verabreichen (Schadensbewertung von 1 = niedrig bis 4 = sehr hoch)

Kategorie / Bewertungsperiode	nach 6 Std.	nach 24 Std.	nach 72 Std.	nach 7 Tagen	nach 1 Monat
Folgen eines Ausfalls des Prozesses »Rechnungserstellung/Versand«					
Finanzielle Auswirkungen	1	1	2	3	4
Beeinträchtigung Mitarbeiter	1	1	2	2	3
Beeinträchtigung Bewohner	*nicht gegeben für diesen Prozess*				
Verstoß gegen Gesetze					1
Image und Reputation	1	1	1	2	2
Summe	**3**	**3**	**5**	**7**	**10**

Annahme: Rechnungen können nicht erstellt und gedruckt werden. Die notwendigen Daten sind nicht verfügbar.

Folgen eines Ausfalls des Prozesses »Medikamente stellen/verabreichen«					
Finanzielle Auswirkungen	*nicht gegeben für diesen Prozess*				
Beeinträchtigung Mitarbeiter	2	3	*nicht hinnehmbar und für Bewohner ggf. lebensgefährlich*		
Beeinträchtigung Bewohner	3	4			
Verstoß gegen Gesetze	3	4			
Image und Reputation	2	3			
Summe	**10**	**14**	**!!**	**!!**	**!!**

Annahme: Medikamente können nicht gestellt/verabreicht werden. Die Stelllisten und die zugrunde liegenden Rezepte sind nicht verfügbar bzw. können nicht eingesehen oder ausgedruckt werden.

Bei der Betrachtung der einzelnen Prozesse wird deutlich, dass eine Einschätzung nur subjektiv erfolgen kann. Gerade bei Medikamenten ist es üblich, Stelllisten oder Rezeptkopien auch in Papierform in den Wohnbereichen einer stationären Pflegeeinrichtung vorzuhalten. Auf der anderen Seite zeigt das Beispiel auch, welche Bedeutung diesem »Rezeptarchiv« zukommt, sollten einmal zentrale IT-Komponenten gestört sein oder gar ein Problem mit dem Datenbestand aufgetreten sein. Aus diesem Grund ist ein IT-Notfallmanagementkonzept immer bezogen auf die tatsächlichen Geschäftsprozesse in einer Einrichtung durchzuführen. Eine standardisierte Vorlage geht schnell an individuellen Abläufen vorbei.

9.2.2 Prioritätensetzung und Fokussierung in der Risikoanalyse

Die Business Impact Analyse ist die wesentliche Grundlage für die weitere Herangehensweise. Ergänzend zu Einschätzung und Bewertung der Kernprozesse sind erforderliche Ressourcen, IT-Equipment und die Berücksichtigung von Abhängigkeiten zwischen Arbeitsabläufen zu klären.

Unterschieden werden sollte zwischen einem Normalbetrieb und einem Notbetrieb. Beispielsweise muss eine EDV-gestützte Pflegedokumentation nicht zwingend 24 Stunden am Tag verfügbar sein. Kürzere angekündigte Unterbrechungen können in die Arbeitsabläufe der Pflege eingeplant werden. Während die Systeme nicht zur Verfügung stehen, wird übergangsweise eine »Notdokumentation« auf Papier erfolgen. Ähnlich wie bei einem Formblatt für Pflegeberichte werden hier wichtige Ereignisse festgehalten, während das IT-System nicht zur Verfügung steht. Über eine separat anzukreuzende Spalte muss nach Wiederanlauf die Übertragung in die EDV-Dokumentation bestätigt werden.

Doch wie sind Schäden und notwendige Maßnahmen als Vorkehrungen am besten einzuschätzen? Zur Bildung möglicher Ausfallursachen und Szenarien ist es hilfreich, individuell für die eigene Organisation eine Risikoklassifikation zu definieren. Anhand von Wahrscheinlichkeit und Auswirkung können Prioritäten festgelegt werden, wie in Tabelle 9.3 exemplarisch veranschaulicht.

Tabelle 9.3: Risikoklassifikation anhand von Eintrittswahrscheinlichkeit und Auswirkung/
Schaden

Wahrscheinlichkeit	Auswirkung/Schaden			
	Niedrig	Normal	Hoch	Sehr hoch
Sehr wahrscheinlich	Niedrig	Mittel	Hoch	**Sehr hoch**
Wahrscheinlich	Niedrig	Mittel	Hoch	Hoch
Möglich	Niedrig	Niedrig	Mittel	Mittel
Unwahrscheinlich	Niedrig	Niedrig	Niedrig	Niedrig

Die eigentliche Konzeption hin zu einer priorisierten Liste von Aufgaben und Verant-
wortlichkeiten wird in einer Gesamtaufstellung zusammengetragen. Grundlage hierfür sind nun nicht mehr unbedingt die ursprünglichen Geschäftsprozesse, sondern
die dafür benötigten Ressourcen und Hilfsmittel bzw. notwendige Szenarien, um die
Arbeitsabläufe zu erfüllen. Eine entsprechende Zusammenstellung kann dann wie in
Tabelle 9.4 aufgebaut werden.

Je nach Art der Einrichtung und Aufbau des Notfallvorsorgekonzepts kann ergän-
zend zur Definition der Maßnahmen auch detailliert eine Kontinuitätsstrategie festgelegt werden. Zum Beispiel ergeben sich verschiedene Lösungsszenarien, wenn das
Pflegedokumentationssystem nicht zur Verfügung stehen sollte. Neben pragmatischen
Ansätzen (»Verlegungsbericht« regelmäßig ausdrucken) können bis hin zu einem vollständig redundant vorgehaltenem System verschiedenste Ansätze in Betracht kommen.
Auch hier muss wieder der individuelle Fall in Verbindung mit der vorgenommenen
Risikoklassifikation herangezogen werden, um einen angemessenen Kontinuitätsan-
satz zu finden.

Tabelle 9.4: Risikoerfassung mit Definition von Maßnahmen und Verantwortlichen

Ursache und Risiko	Szenario	Auswirkung	Wahrscheinlichkeit	Risikobewertung	Schwachstellen	Strategie	Maßnahmen	Verantwortlich
• Stromausfall • Kurzschluss • Überspannung • Blitzeinschlag	Ausfall Netzwerk-Komponenten	Sehr hoch	Möglich	Hoch	Bisher nur Server mit veralteter USV (unterbrechungsfreier Stromversorgung) geschützt	...	USV (unterbrechungsfreie Stromversorgung) vorsehen für aktive Netzwerk-Komponenten	...
• Ausfall Netzwerk, Hardware oder Anwendung	Kein Zugriff auf Pflegedokumentation möglich	Sehr hoch	Möglich	Hoch	Kein Ersatzsystem oder redundanter Zugriff möglich	...	Konzept für Notfallakte erstellen (Backup-PDF-Dateien, täglicher Ausdruck ...?)	...

9.3   Datenschutz und Datensicherheit wirksam kombinieren

Die Auseinandersetzung mit Datenschutz und Datensicherheit wird meist aus unterschiedlichen Fragestellungen heraus betrachtet. Der Datenschutz stellt dabei die Erfüllung gesetzlicher Anforderungen und Auflagen dar. Neben der Benennung eines Datenschutzbeauftragten, der Dokumentation von Verfahren und dem Festlegen technisch-organisatorischer Maßnahmen definiert das Gesetz weitere Pflichten, die im Umgang mit anvertrauten personenbezogenen Daten beachtet werden müssen.

Wichtige Treiber für eine angemessene Datensicherheit und das IT-Notfallmanagement sind hingegen eher intern Verantwortliche, die im Notfall ein Fortbestehen wichtiger Arbeitsabläufe gewährleisten müssen. In den vergangenen Jahren hat sich aber auch gezeigt, dass Wirtschaftsprüfer und Banken in Abhängigkeit von Unternehmensgröße und Finanzierungsform mehr und mehr das Vorhandensein eines IT-Risikomanagement-Konzepts verlangen.

Bei einer risikoorientierten Betrachtung von Datenschutz und IT-Notfallmanagement stellen sich beide Aspekte in Ihrer Grundsystematik durchaus ähnlich dar, wie die folgende Abbildung veranschaulicht:

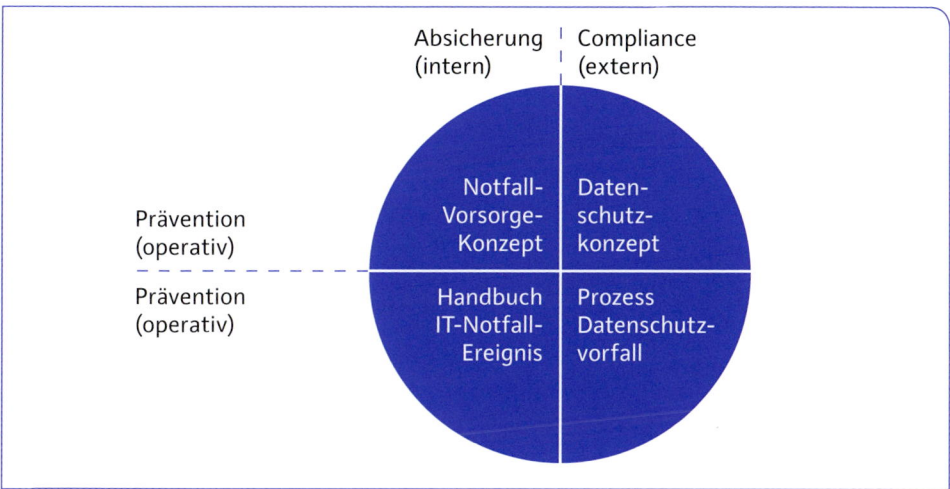

Abb. 9.5: Risikobasierte Gesamtkonzeption für Datenschutz und Datensicherheit.

Die präventiven Aufgaben und Pflichten müssen erarbeitet und jeweils in einem Konzept dokumentiert werden. Mithilfe regelmäßiger Überprüfungen wird sichergestellt, dass die gesetzlichen und fachlichen Anforderungen im Bereich Datenschutz- und Datensicherheit laufend an die Situation in der Pflegeeinrichtung angepasst werden. Anweisungen für einen Notfall definieren zusätzlich, was im Fall der Fälle zu tun ist.

Der wesentliche Vorteil im Vergleich zu einer getrennten Betrachtung der beiden Gebiete ist, dass die Prozessanalyse nur einmal stattfindet und dann sowohl für die Datenschutzseite (Verfahrensverzeichnis) als auch die Risikomanagementseite (Business-Impact-Analyse) wichtige Erkenntnisse in einem Schritte gewonnen werden können. Durch diese ganzzeitliche Betrachtung kommen gerade Einrichtungen der stationären Altenpflege recht schnell zu einem übergreifenden Schutzkonzept für ihren IT-Bereich, das sowohl externe als auch interne Anforderungen ganzheitlich betrachtet.

Bei Überlegungen zu Notfallereignissen empfiehlt sich ebenfalls, trotz unterschiedlicher Motivation für das Thema, sowohl den Datenschutzvorfall als auch ein IT-Ausfallereignis in gleicher Weise parallel zu betrachten. Je nach Ereignis handelt es sich zum Beispiel bei Diebstahl eines Computers um einen Prozess, der beide Aspekte beachten muss: eine mögliche Datenpanne verbunden mit einem Datenverlust der auf dem Gerät gespeicherten Daten. Ist hierfür kein Backup vorhanden oder kann ein Ersatzcomputer nicht schnell beschafft werden, leiden die Abläufe und Prozesse in der Einrichtung.

Literatur

Althammer, Thomas; Sehlbach, Olav: Mehr schlecht als Recht. Zum aktuellen Stand von Datenschutz und Datensicherheit in der Pflege und im Sozialwesen 2012. Studie. Burgwedel, Berlin 2012; http://www.sehlbach.de/images/upload/Datenschutz-Studie_Pflege_2012.pdf (1. 2. 2014)

Bundesamt für Sicherheit in der Informationstechnik: Notfallmanagement. BSI-Standard 100-4 zur Business Continuity. Bundesanzeiger Verlag, Köln 2009

Bundesdatenschutzgesetz; http://www.gesetze-im-internet.de/bundesrecht/bdsg_1990/gesamt.pdf (1. 2. 2014)

Bundesamt für Sicherheit in der Informationstechnik: Studie zur IT-Sicherheit in kleinen und mittleren Unternehmen. Grad der Sensibilisierung des Mittelstandes in Deutschland. Studie. Bonn 2011; https://www.bsi.bund.de/SharedDocs/Downloads/DE/BSI/Publikationen/Studien/KMU/Studie_IT-Sicherheit_KMU.pdf?__blob=publicationFile (1. 2. 2014)

Kersten, Heinrich; Reuter, Jürgen; Schröder, Klaus-Werner: IT-Sicherheitsmanagement nach ISO 27001 und Grundschutz. Der Weg zur Zertifizierung. Vieweg & Sohn, Wiesbaden 2008

Klett, Gerhard; Schröder, Klaus-Werner; Kersten, Heinrich: IT-Notfallmanagement mit System. Notfälle bei der Informationsverarbeitung sicher beherrschen. Vieweg + Teubner, Wiesbaden 2011

Königs, Hans-Peter: IT-Risiko-Management mit System. Von den Grundlagen bis zur Realisierung – Ein praxisorientierter Leitfaden. Vieweg + Teubner, Wiesbaden 2009

Meißner, Anne; Althammer, Thomas: Pflegedokumentation mit EDV. Richtig entscheiden – erfolgreich einführen. Vincentz Network, Hannover 2012

ANHANG

Die Autorinnen und Autoren

Harald Blonski ist Pädagoge (M.A.), Dipl.-Sozialpädagoge, Diplompsychogerontologe und Auditor für QM-Systeme. Er verfügt über langjährige Leitungserfahrung in der stationären Altenhilfe. Derzeit ist er hauptsächlich in den Bereichen Schulung, Fort- und Weiterbildung sowie als Organisationsberater und Auditor tätig.

Stefanie Welters ist Rechtsanwältin, Lehrbeauftragte an der Hamburger Fern-Hochschule HFH und Dozentin an verschiedenen Altenpflege-Fachseminaren sowie Krankenpflegeschulen.

Karla Kämmer ist Dipl.-Sozialwissenschaftlerin und Dipl.-Organisationsberaterin sowie Inhaberin und Geschäftsführerin der Karla Kämmer Beratungsgesellschaft, Essen. Mit ihrem multiprofessionellen Team bietet sie Dienstleistungen im Gesundheits- und Sozialbereich, insbesondere in der Altenpflege, der Rehabilitation sowie der Gerontopsychiatrie und Behindertenhilfe an.

Manfred Borutta ist freiberuflicher Referent und u. a. Lehrbeauftragter an der Katholischen Hochschule in Köln.

Claus Offermann ist stellvertretender Geschäftsführer der Konformitätsbewertungsstelle ZertSozial GmbH, Stuttgart, und erfahrener Fachmann in Sachen QM und QM-Systeme in der Gesundheitsversorgung, anhand der DIN EN 15224:2012 und E DIN ISO 31000:2011.

Frank Hanke ist Diplom-Pharmazeut und Geschäftsführer der Gero PharmCare GmbH, Köln.

Carola Reiner war lange als Hauswirtschafts- und Küchenleitung in der Behinderten- und Altenhilfe sowie im Krankenhaus tätig. 1997 gründete sie die CCR Unternehmensberatung. Sie berät Einrichtungen des Gesundheits- und Sozialwesens in Fragen der Speisen- und Wäscheversorgung, Hausreinigung und Logistik und führt diesbezügliche Fortbildungen durch.

Stefan Baars ist Facharzt für Arbeitsmedizin und als Staatlicher Gewerbearzt im Gewerbeärztlichen Dienst des Landes Niedersachsen in Hannover tätig. Er ist zudem Mitglied beim »Runden Tisch für betrieblichen Arbeits- und Gesundheitsschutz in der Region Hannover«.

Andreas Elser ist als Master of Engineering im Bereich des Baulichen Brandschutzes und der Sicherheitstechnik auch in/für Pflegeorganisationen tätig. Ferner arbeitet er als Dozent, Ausbilder und freier Sachverständiger.

Thomas Althammer ist Wirtschaftsinformatiker und berät als Inhaber der Althammer IT-Beratung (Burgwedel) zu IT-Strategiefragen, im Bereich IT-Compliance, des Datenschutzes und der Datensicherheit.

REGISTER